L

Journaliste et réalisa … a
Société des explorat … s
écrivains pour la natu … e
documentaire « Les héros de la nature », pour France 3 et une vingtaine de chaînes étrangères. Elle a dédié ses autres films à la mortalité des abeilles, au réchauffement climatique, à l'autisme et aux phénomènes inexpliqués, puis elle a présenté l'émission « Sur les chemins de la santé ». Un travail salué par une dizaine de prix dont le Trophée MIF-Sciences du Meilleur Film scientifique et le prix Engagement planète avenir au Sénat. Natacha Calestrémé a connu un certain nombre d'épreuves durant plusieurs années et s'est reconstruite grâce à des rituels chamaniques et énergétiques qu'elle a transformés en protocoles. Elle a partagé ce qui lui a permis de se relever dans ses ouvrages aux 22 protocoles, *La Clé de votre énergie* et *Trouver ma place*, devenus des best-sellers. Chacun de ses polars guérisseurs mêle deux de ces protocoles au suspense de l'intrigue.

Paru au Livre de Poche :

LE TESTAMENT DES ABEILLES
LE VOILE DES APPARENCES
LES BLESSURES DU SILENCE

NATACHA CALESTRÉMÉ

Les Racines du sang

ROMAN

ALBIN MICHEL

Cette fiction est inspirée de mon vécu et de mes enquêtes journalistiques.

J'ai glissé au cœur de l'intrigue deux protocoles qui m'ont permis de vivre mieux : ici les protocoles 7 et 8 de *La Clé de votre énergie* et *Trouver ma place* qui permettent de nettoyer les blessures « héritées » de notre famille et, plus radicalement, de couper les liens de souffrance. Ces rituels chamaniques, utilisés par les personnages, auront je l'espère, cher lecteur, des vertus guérisseuses pour vous aussi.

ISBN : 978-2-253-23858-4 – 1re publication LGF

« Ce jour-là, leur sang lui-même gueulera dans leurs veines pour réclamer le respect de la vie – ce jour-là, ils comprendront. »

Romain GARY

Les Racines du ciel

Prologue

Il avait songé des centaines de fois à la mort, envisageant tous les cas de figure. Une lente agonie à l'hôpital dans l'inconscience d'un Alzheimer précoce ; fauché par un conducteur ivre alors qu'il couvrait les vingt kilomètres quotidiens qui séparaient son domicile de sa pharmacie ; ou une crise cardiaque au bord de l'étang de sa maison de campagne. Concevoir son propre décès était terriblement anxiogène et, en même temps, l'exercice s'imposait comme un exutoire. Voilà pourquoi imaginer sa mort finissait de manière systématique par la seule qu'il envisageait sereinement. Il se voyait courbé en deux, abandonné par son cœur fatigué, puis tomber de sa vieille chaise en rotin pour rejoindre les poissons qu'il aimait tant pêcher. Une mort silencieuse, discrète et exempte de douleur. D'une timidité maladive, il voulait disparaître sans témoin, avec pour seuls remous les ondes du lac, heureux de l'engloutir à jamais.

Des remous, il y en eut, mais les eaux vertes de l'étang des Miroirs n'y furent pour rien. Car s'il existait une manière de mourir qu'il n'avait pas prévue, c'était celle qu'il était en train de subir. Ses mains et ses jambes étaient entravées par de solides liens en plastique. Un genou le maintenait couché sur le dos. Trop malingre et terrifié, il se tortillait maladroitement, envahi par l'odeur de sa transpiration. Il n'avait jamais sué ainsi. L'effroi le liquéfiait littéralement. Il avait été surpris dans son sommeil et ne portait pas ses lunettes. L'homme qui l'avait bâillonné demeurait une ombre impersonnelle. À moins de croire en une vie après la mort, il ne saurait jamais qui allait le tuer.

Il essaya de prier de toutes ses forces, mais la question obsédante de savoir ce qu'il avait bien pu faire dans sa vie tranquille pour motiver la présence malveillante de cet homme chez lui l'empêcha de se concentrer. Alors que ses yeux se fermaient à jamais, l'odeur envoûtante d'une rose s'imposa avec force. Quand son cœur cessa de battre, un mouvement réflexe de son coude provoqua le petit remous imperceptible dont il avait rêvé tant de fois alors qu'il se voyait englouti sous l'ombre apaisante des saules pleureurs qui bordaient le lac.

1

Le rêve

Trois mois plus tard

Toutes les personnes qui ont été confrontées aux urgences disent la même chose : les soirs de pleine lune, on assiste à une recrudescence des naissances, à un peu plus de violences à la sortie des boîtes de nuit, et parfois à des passages à l'acte qui jusque-là avaient été réfrénés. Il semblerait que le satellite de la terre bouscule l'humeur de ceux qui flottent entre deux eaux, de la même manière qu'il agit sur les marées des océans.

J'ignorais ce qu'il fallait en déduire, mais ces soirs-là, invariablement, le sommeil me faisait défaut. Avec Alisha, ma compagne, nous laissions les volets ouverts pour que la clarté de l'astre nimbe de ce bleu froid si particulier les murs de notre chambre.

Je venais de me réveiller à cause d'un rêve très étrange. Une personne sans visage, courbée au-dessus de mon lit, me chuchotait à l'oreille des mots incompréhensibles. Ses longs cheveux noirs, coiffés en une tresse qui reposait sur son épaule gauche, me chatouillaient le front. Le sentiment de réalité qui accompagnait cette vision était si prégnant qu'un frisson glissa le long de ma colonne vertébrale. Impossible de me rappeler ce que ce masque de brume voulait me dire. J'avais beau fermer les yeux de toutes mes forces, je revoyais instantanément l'ovale sans bouche s'approcher de moi et murmurer en un souffle des propos mystérieux. Difficile de définir la sensation. J'ignorais même s'il s'agissait d'une jeune ou d'une vieille femme. Son buste disparaissait dans les vapeurs de mon inconscience et je ne me souvenais d'aucun vêtement précis pour estimer l'époque à laquelle appartenait cette vision. Bizarrement, ce n'était ni effrayant ni bienveillant, juste intrigant.

Il était trois heures du matin et je savais que je n'arriverais pas à me rendormir. Alisha me tournait le dos et je fixais les grains de beauté qui constellaient l'arrondi de son épaule nue. Je m'approchai et y déposai un baiser. L'odeur de sa peau de brune était envoûtante et je ne pouvais réfréner l'envie de la mordre tout doucement. Un imperceptible duvet se dressa sur son bras. Je pris son gémissement pour une invite et j'enserrai sa poitrine d'un bras en tendant l'autre vers ses fesses. C'est à ce moment précis que mon portable sonna. À cette heure-là, ce ne pouvait être que l'état-major.

— Putain de pleine lune ! dis-je en décrochant.

— Salut Yoann. Ça m'arrange que tu ne dormes pas, je n'aurai pas à me répéter.

— Je ne dormais pas, mais c'était franchement pas le moment.

— Épargne-moi les détails, s'il te plaît, j'ai encore deux heures à tenir…

— Je t'écoute.

— Un mort dans un parking du 13e arrondissement, 102 rue Dunois, deuxième sous-sol. Les gars du commissariat de quartier t'attendent sur place.

— C'est quoi ?

— Homicide... à l'arme blanche.

— OK, rien d'autre ?

— Le type était une huile…

— C'est quoi son nom ?

— Roger Bural…

— Ça ne me dit rien.

— C'est le patron d'un énorme laboratoire.

— OK, merci.

— Y a pas de quoi, le Basque.

Je portais le patronyme breton de mon père mais tout le monde savait à la brigade que j'étais basque par ma mère. En conscience, en actes et physiquement. J'en avais la carrure, la couleur de cheveux, la force de la mâchoire et l'épaisseur du caractère.

J'allumai ma lampe de poche. Alisha se retourna en se frottant les yeux.

— Pas de répit pour les braves…, dit-elle.

— Je me rattraperai ce soir.

— Si tu pars sur un meurtre, t'es pas près de rentrer… Prends du cake au citron qui est sur la table de la cuisine.

Je saisis un T-shirt propre, un jean noir et un pull de la même couleur, puis endossai mon blouson avant d'engloutir deux parts de gâteau et une barre de chocolat aux noisettes. J'ouvris le tiroir du buffet de la cuisine qui fermait à clef et pris mon Sig-Sauer avant de le fixer à l'étui. Je m'apprêtais à partir lorsque Alisha déboula en chemise XXL.

— Qu'est-ce que tu fais debout, il est trois heures, lui dis-je en souriant.

— Dis-moi, monsieur Yoann Clivel, si je dois supporter tous les jours les aléas de ta vie de flic, il serait bon que j'obtienne quelques compensations…

— C'est-à-dire ?

— Que les choses deviennent officielles… par exemple.

Coutumier de son sens de l'humour, j'espérais qu'il s'agissait d'une boutade. Mais en l'observant attentivement, son regard me convainquit qu'elle était plus sérieuse que jamais. Le message était clair, elle voulait qu'on aille plus loin dans notre relation et qu'on se marie. Ce n'était pas la première fois qu'elle abordait le sujet, mais cet air grave était inédit.

— Tu t'es levée en espérant que j'allais mettre un genou à terre et demander ta main ? m'esclaffai-je, abasourdi.

— C'est le sort qui attend ceux qui mangent mon cake au citron…

Son sens de l'humour reprenait le dessus.

— Tu m'as fait peur, j'ai cru que tu étais sérieuse.

L'intensité de son regard se voila d'une ombre. Celle de la peine ou de la déception. Je fis semblant de n'avoir rien vu et lui tournai le dos sans un mot. J'étais un imbécile doublé d'un goujat, mais je n'étais pas prêt à me marier. Le serais-je un jour ?

2

Garder l'enquête, coûte que coûte

Je décidai de me concentrer sur le meurtre pour éviter de songer à ce que venait de dire Alisha. Je ne pouvais supporter que mon cerveau s'égare en ressassant ce projet de mariage dont l'idée me rebutait au plus haut point. Vivre en couple relevait de l'extrême limite de ce que je pouvais infliger à mes hormones mâles. Je saisis mon téléphone et composai le numéro de Christian Berckman, mon binôme. Le temps que la sonnerie s'enclenche, je branchai mon kit mains libres.

— Debout, mon vieux, lui dis-je.

— Et merde…

— On a un macchab' sur les bras, je suis en bas de chez toi dans dix minutes.

— Putain… même pas le temps de boire un café.

Je raccrochai et accélérai. J'avais hâte d'arriver sur les lieux du crime et d'en savoir plus. Ce rêve qui avait précédé l'appel du collègue de quelques minutes ne cessait de m'intriguer. Aussi idiot que cela puisse paraître, j'ai pour manie d'être attentif aux songes et de les interpréter comme des signes. Je voyais dans ce visage sans yeux ni bouche l'idée qu'on avait voulu me prévenir de quelque chose d'important. Restait à savoir quoi.

Christian fermait la porte de son appartement lorsque je me garai devant chez lui. Une fois qu'il eut claqué la portière de mon véhicule, je lui donnai les détails et lui demandai de chercher sur son mobile des infos concernant Roger Bural, la victime.

Il s'agissait d'un très riche et plutôt discret patron de laboratoire pharmaceutique. Sur les photos qui s'affichaient sur l'écran du téléphone, l'homme, presque chauve, présentait une taille moyenne, des épaules larges et une bedaine imposante.

La scène de crime se trouvait au deuxième sous-sol d'un parking mal éclairé. Les caméras de surveillance – si elles fonctionnaient – n'allaient pas nous être d'une grande aide. Sur la cinquantaine de places disponibles à l'étage, seize étaient prises. Pas de chance, l'homme avait garé son véhicule à proximité des autres – probablement dans un souci inconscient de gagner en sécurité –, mais cela avait permis au coupable de se cacher. À moins de vingt mètres du crime, nous ne voyions toujours pas le corps, caché par les collègues de police-secours et des gars de l'Identité judiciaire. Apparemment, ils venaient de prendre les photos et de relever les plans des lieux, et ils s'attaquaient à présent aux empreintes et aux prélèvements sur la voiture.

Je fis le tour d'une Hyundai blanche derrière laquelle reposait le cadavre. Christian marchait derrière moi. Comme à l'accoutumée, je me préparai mentalement en considérant que ce que j'allais découvrir n'était plus qu'un amas désorganisé de matière. Pratiquement un objet. Il était impossible d'entamer un bon travail d'enquête si on personnalisait les victimes. Une nature morte, ni plus ni moins.

À cause du liquide sombre présent autour du corps, je fus attiré par une tache blanche à côté du visage de la victime. L'homme présentait, au niveau du cou, une rose fraîche de couleur nacrée qui donnait le sentiment d'avoir été délicatement posée contre lui.

— Bizarre, cette fleur…, dis-je en m'adressant à Christian.

Il haussa les épaules.

— Il a pris le corps du vieux schnock pour un vase. On nous l'avait jamais faite, celle-là.

Roger Bural devait approcher les soixante-dix ans. Ses cheveux gris-blanc renvoyaient la couleur d'un néon bleuté accroché au plafond et cela rendait la peau de son visage plus blafarde encore. Ses vêtements – et en particulier sa veste de costume – étaient chiffonnés, laissant supposer un manque de soin. Son apparence semblait ne pas lui importer et la fortune annoncée sur Internet n'était pas ostentatoire. Aucune mallette abandonnée. Je m'attardai sur ses chaussures élimées et fixai l'ensemble : ce millionnaire avait l'allure d'un homme à court d'argent.

Un collègue de l'Identité judiciaire souleva délicatement la fleur et je fus surpris de constater qu'il avait été poignardé au cou, là où la rose reposait. La chance ou l'habitude. En tous les cas, le meurtrier ne s'était pas acharné. Roger Bural, sévèrement bâillonné, avait les mains et les pieds attachés par des colliers de serrage type Serflex.

Christian contourna le corps, affichant son faciès imperturbable de joueur de poker, et demanda à l'IJ s'ils avaient déjà fouillé les vêtements du mort. Le collègue se reflétait parfaitement dans le miroir de sang et fit signe que non puis s'accroupit auprès de Bural. D'une poche intérieure il sortit un téléphone, un passeport, un portefeuille avec un chéquier et deux cartes bancaires, mais aussi trois cents euros en coupures de cinquante qu'il plaça dans un sac en papier kraft.

— C'est surprenant, dis-je. Le coupable ne s'est même pas donné la peine de simuler un vol. C'est quand même le b.a.-ba pour camoufler la préméditation d'un meurtre.

— J'ai hâte de voir les vidéos du parking, ajouta Christian. Avec un peu de chance, on saura ce qui s'est passé et si on a un témoin quelque part. D'ailleurs, il a peut-être été dérangé.

— Bural a vraiment une apparence miteuse. À moins de le connaître, difficile d'imaginer qu'il était plein aux as… Ma première hypothèse c'est que l'homme était visé, pas son pognon. Avec la rose, on dirait une histoire de cul. Un mari jaloux ou un rendez-vous homo qui a mal tourné…

— Ouais.

Christian avait pour habitude de privilégier les raccourcis. Il essayait toujours d'en faire le moins possible. Sa paresse passait inaperçue aux yeux de la hiérarchie grâce à une chance hors du commun. Très souvent, il tombait juste. Cette chance, il la mettait à profit plusieurs fois par semaine en jouant au poker.

— En même temps, il avait peut-être une mallette ou une montre hors de prix…, dis-je. Et la rose est potentiellement là pour nous égarer.

— On verra ce qui s'est passé sur les vidéos, répéta Christian.

La fouille méthodique du parking ne nous permit pas de trouver de traces suspectes ou d'objets personnels oubliés. L'arme du crime demeurait introuvable et j'en venais à craindre que toutes les empreintes collectées sur le véhicule soient celles de Roger Bural. Malgré le peu d'éléments en notre possession, mon instinct me disait néanmoins qu'on n'était pas dans le fortuit ou la mauvaise rencontre. La précision du coup porté, l'absence d'indices indiquant une précipitation, et cette rose… Il y avait dans ce geste quelque chose de malsain que je n'arrivais pas à expliquer. Mon travail consistait à émettre toutes les hypothèses envisageables mais je ne pouvais empêcher mon intuition d'en privilégier une en particulier. Tous ces détails m'incitaient à croire à un règlement de comptes. Un crime passionnel, l'espoir d'un héritage, une vengeance professionnelle ou familiale. Une histoire qui reniflait le compliqué. Une affaire comme je les aimais.

Le fait qu'on nous ait appelés en premier était normal. Un homicide transite toujours par le district de police judiciaire attaché à l'arrondissement. Mais il fallait la garder, cette putain d'enquête. Parce qu'avec un homme richissime, probablement influent et connu des médias, éliminé par on ne savait qui, ça allait tomber directement dans l'escarcelle de la police de luxe, c'est-à-dire la Crim'. Et je voulais absolument l'éviter. Tout allait dépendre du procureur puis du juge qui dirigerait l'affaire. C'est lui qui distribuait les cartes. Il me fallait un magistrat à poigne, quelqu'un qui me connaisse et qui n'aurait pas peur de s'affranchir du protocole et de m'imposer comme enquêteur face à cette logique implacable qui voulait que dès qu'une affaire sortait un peu du lot, elle nous échappait.

Je me tournai vers le substitut du procureur qui venait d'arriver. Après avoir énuméré les constatations en notre possession, je lui posai la question fatidique :

— Quel juge va être saisi ?

— Ce soir, c'est Emma Singer qui tient la permanence. Je l'ai eue il y a vingt minutes au téléphone pour une affaire de vol. Si je l'avertis tout de suite, elle va se pointer, je la connais. Elle aime bien tout gérer depuis le début… et vu la notoriété de la victime, ça vaudrait peut-être mieux qu'elle soit là dès maintenant. En plus, elle habite à deux pas…

Et sans attendre, il composa son numéro de téléphone et sortit du parking pour avoir du réseau.

C'était une très bonne et une très mauvaise nouvelle. Le point positif était que j'avais couché avec elle. Le point négatif était que j'avais couché avec elle. Durant près de vingt ans, je n'avais cessé de chercher l'amour au creux des filles. Mais une irrépressible peur de l'abandon – générée par la mort de mon père alors que je n'avais que dix ans – me rendait incapable de rester avec une demoiselle dès lors que j'en tombais amoureux. De fait, ma vie sentimentale ressemblait à une incessante partie de jambes en l'air sans battements de cœur. Avant qu'Alisha ne devienne ma compagne deux ans plus tôt, ma réputation de tombeur m'avait précédé dans les trois districts de police judiciaire, jusqu'à certains coins de la magistrature. La juge se souvenait-elle que notre relation n'avait duré que quelques jours ou quelques semaines ? Bon Dieu, impossible de me rappeler les détails. La partie allait se jouer serré.

Je me concentrai à nouveau sur l'affaire. J'étais obnubilé par la rose. Elle paraissait fraîche et ni ses feuilles ni ses pétales n'étaient froissés. Ce n'était pas un bouton comme on en achète chez le fleuriste. Celle-ci était largement ouverte, d'un rose nacré au centre et un peu plus blanc en périphérie. Je la pris en photo avec mon téléphone. J'étais accroupi à côté de la dépouille, au bord de l'auréole de sang, ne touchant à rien car les équipes scientifiques n'avaient pas fini leur travail de récolte d'échantillons, et j'arrivais pourtant à sentir la fragrance puissante de cette fleur. Je saisis mon carnet et notai d'identifier l'espèce, lorsqu'un bruit de talons hauts se fit entendre. Je reconnus la démarche énergique et sûre d'Emma Singer. Même à quatre heures du mat', elle était perchée sur huit centimètres. Ses chevilles fines et ses mollets parfaitement galbés se dirigèrent droit sur moi et s'arrêtèrent à ma hauteur. Je me relevai face à la coupe carrée de ses cheveux bruns et esquissai un sourire idiot et parfaitement déplacé vu les circonstances. Elle n'avait pas changé. Un corps de rêve, des yeux pétillants, une mâchoire large et volontaire et un nez légèrement busqué. Tout, chez cette femme, montrait sa détermination.

Elle me considéra avec un sourire de pitbull.

— Major Clivel !

— Bonjour Emma, répondis-je dans l'espoir qu'elle donne du mou.

— Qu'est-ce qu'on a là, major ?

Elle n'avait pas envie de se laisser amadouer. Je lui exposai les constatations collectées.

— Ça sent l'affaire pour la Crim', dit-elle.

— Je souhaiterais la garder.

— Meurtre sans éléments. Une victime connue… Pourquoi vous, major ?

Et sans me laisser l'occasion de lui répondre, elle se dirigea vers les collègues de l'Identité judiciaire pour leur poser quelques questions.

Christian s'approcha en soulevant les sourcils. Il avait assisté à la discussion.

— Elle commence à me faire chier avec ses « major » à chaque fin de phrase, lui dis-je. Je t'assure que c'est pas comme ça qu'elle m'appelait sous la couette.

— Si tu l'as larguée comme toutes les autres, elle a de quoi l'avoir mauvaise. Laisse-la prendre l'avantage, elle finira par se calmer.

— On n'a pas le temps, je veux récupérer l'enquête.

— Commence pas, Yoann, c'est pas pour nous, ça pue, cette affaire…

— On est d'accord, c'est pour ça que je la veux.

J'avais un atout pour inciter la juge à ne pas saisir la Crim'. De la police judiciaire au tribunal, les rumeurs allaient bon train. Une de ses récentes mésaventures avait chatouillé mes oreilles indiscrètes. Je saisis Emma par le bras et l'attirai loin de l'agitation.

— Il y a trois mois, tu t'es fait baiser par la Crim' parce qu'ils t'ont privée d'une information capitale dans l'affaire Dumont. Si tu ne leur rends pas la monnaie de leur pièce, ils vont croire que tu aimes ça.

— Compte tenu de ce qui s'est passé entre nous, major, je trouve vos propos particulièrement déplacés, répliqua-t-elle.

L'affaire ne s'annonçait pas sous les meilleurs auspices. Cette juge était connue pour sa pugnacité, son tempérament de bouledogue et sa rancune.

3

Paranoïa

C'est le gardien de l'immeuble qui avait appelé la police. Un mètre quatre-vingt-quinze, la peau foncée, le visage crispé dans un rictus d'anxiété, il se tenait sans bouger près de l'issue de secours. Je l'interrogeai en espérant obtenir quelques précieux renseignements. Il était guadeloupéen, avait cinquante-deux ans et s'occupait de la propreté des locaux depuis bientôt seize ans. Tout en parlant, il ne cessait de triturer entre ses doigts un mouchoir en tissu à fleurs. Totalement dépité d'avoir découvert un meurtre dans « son » bâtiment, il avait à cœur de dire ce qu'il savait et s'empressait de répondre, en avalant ses mots. Ce qui m'obligeait, la plupart du temps, à lui demander d'aller moins vite et de répéter.

Il avait découvert le corps à 2 h 40, parce qu'une alarme s'était déclenchée dans le parking, l'obligeant à aller y jeter un œil. J'appris que Roger Bural se rendait au sixième étage, une à deux fois par semaine

– jamais le même jour, ni à la même heure –, pour rendre visite à Polka Jambier, une « call-girl à la retraite », m'indiqua-t-il en esquissant un pâle sourire. Perspicace, il ajouta que ce n'était probablement pas son vrai nom. Cela faisait bientôt deux ans que la dame ne recevait d'autres visites masculines que celles de M. Bural. D'après lui, elle s'était « rangée des voitures ». Il ajouta sans plaisanter qu'elle savait probablement y faire, vu le nombre de cadeaux que Bural lui avait offerts. Lorsque je lui demandai comment il avait connaissance de ces détails, il m'expliqua rencontrer régulièrement le vieil homme devant les ascenseurs. Il portait systématiquement un présent entre les mains. Pour finir, il décrivit Bural comme étant peu aimable, ne saluant jamais personne, bien trop convaincu de son importance. Les traits de la personnalité de la victime commençaient à se dessiner.

— Je te laisse poursuivre les constates et je commence l'enquête de voisinage. J'ai du « très proche » qui loge à l'étage, lançai-je à Christian.

Puis je demandai au géant de m'indiquer l'appartement de « mademoiselle » Jambier. Il proposa de m'y amener. Il était plus de cinq heures du matin et a priori personne n'avait averti la dame.

Un parfum de bougie à la verveine m'enroba dès que la porte s'ouvrit. Instantanément, j'eus mal à la tête. Comment pouvait-on respirer à longueur de journée de tels effluves ? Polka Jambier, sourire aux lèvres, croyait que son amant revenait la voir et recula d'un pas en apprenant la nouvelle. Elle marqua le coup en se laissant tomber sur un fauteuil dans l'entrée. Sur son visage se lisait de l'accablement plus que de la tristesse. Probable que l'espoir d'un avenir assis sur des garanties pécuniaires venait de s'envoler.

Enroulée dans une longue robe de chambre en satin noir aux motifs japonisants, elle dégageait une certaine classe. Sa carte d'identité indiquait que Polka Jambier, de son vrai nom Simone Jubier, avait soixante-deux ans. Avec sa coupe à la garçonne, ses grosses boucles d'oreilles en tissu de fleurs rouges qu'elle avait pris le temps de fixer avant de nous ouvrir et ses rondeurs qui atténuaient les rides de son visage, elle en paraissait dix de moins. Il me fallait comprendre comment cette femme en était venue à monnayer ses charmes. Sans doute à cause de sa solitude et parce qu'elle avait eu peu d'opportunités de se confier, elle me déballa sa vie en moins de temps qu'il ne lui en fallait pour se déshabiller.

Les épreuves, elle connaissait. Elle avait été violée à l'âge de dix-sept ans, était tombée enceinte, avait choisi de garder le bébé puis elle l'avait perdu lors d'une fausse couche tardive. Rejetée par ses parents, elle avait été recueillie par une amie call-girl qui l'avait initiée. La vie tenait à si peu de chose.

Simone-Polka était sincèrement effondrée mais elle eut la franchise d'admettre qu'elle pleurait Roger Bural comme on regrette un complément de retraite longuement espéré. Le vieil homme était son assurance-fin de vie. Elle demeurait néanmoins attachée à celui qui attendait d'elle de la compagnie plutôt que des galipettes. Certaines nuits où il ne trouvait pas le sommeil, il l'appelait durant des heures. Être une sorte de confidente lui convenait très bien, elle avait suffisamment donné de la fesse ! Pingre comme un Harpagon et convaincu que ceux qui l'entouraient n'en voulaient qu'à ses économies, Roger Bural s'était même vanté de n'avoir jamais fait de cadeau à quiconque.

— Il a suffi que je lui dise que j'étais amoureuse de lui et que je ne voulais rien de sa part pour qu'il décide d'être généreux. Des biens d'une grande valeur, parfois. Je suis absolument certaine d'être la seule à avoir tant reçu de lui, répéta-t-elle.

J'observai la décoration de son appartement. Des bougies, quelques tableaux anciens, des bibelots en bronze et une collection impressionnante de pierres semi-précieuses.

— Il avait de la famille ?

— Sa femme est décédée il y a longtemps. Il n'a plus qu'une fille mais il n'en parlait jamais. Je crois qu'ils étaient fâchés. Elle vit à l'étranger.

Je lui demandai si elle connaissait quelqu'un qui pouvait en vouloir à Roger Bural au point d'attenter à ses jours.

— Il craignait pour sa vie, mais j'ignore pourquoi. Ce qui est sûr, c'est qu'il ne me retrouvait jamais aux mêmes heures, ni les mêmes jours. Un vrai parano. Je recevais un texto et trente minutes plus tard, il était là. Il restait farouchement déterminé à ce que personne ne sache que nous étions ensemble. J'étais son « point faible », comme il disait.

Le crime prouvait que Roger Bural ne s'était pas trompé. L'homme se sentait menacé. L'information était intéressante, peut-être le début d'une piste.

— Et vous n'avez aucune idée des personnes qu'il craignait…, insistai-je.

— Pas la moindre. J'ignore tout de son business. J'ai cru comprendre qu'il avait plus d'ennemis que d'amis et qu'il rendait envieux ses concurrents. C'est pour ça qu'il tenait à ce que je reste discrète. Ça m'arrangeait. Bural n'était pas populaire. Il ne voulait pas que notre relation soit connue, répéta-t-elle.

Par ailleurs, elle confirma ce qu'avait dit le gardien. Aucun autre homme ne la courtisait ni ne lui rendait visite. Une première conclusion s'imposait : en considérant la liste de présents dont il la couvrait, l'ex-call-girl n'avait aucun intérêt à souhaiter la mort de son amant. Roger Bural, veuf depuis longtemps, séparait la sphère professionnelle de sa vie intime. Restée secrète, cette relation ne suscitait pas de jalousie. Mais pour écarter l'hypothèse du crime passionnel, il fallait que je vérifie si Bural n'avait pas une vie sexuelle compliquée. La présence de la rose m'incitait à ne pas aller trop vite.

Le reste de notre groupe nous rejoignit pour mener les investigations de terrain, les recherches d'immatriculation et les enquêtes de voisinage. Tous les habitants de l'immeuble furent interrogés sans qu'aucune information digne d'intérêt soit collectée. Puis nous rentrâmes au bureau pour taper les constatations.

4

Réminiscences

Vingt et une heures, j'arrivais à Châtenay-Malabry. J'ouvris la porte de la maison d'Alisha le plus doucement possible car elle grinçait et je ne voulais pas risquer de réveiller son fils.

Nathan avait un peu plus de sept ans et il était le fruit d'un premier mariage. L'ex-mari d'Alisha était mort en mer. Le sujet était douloureux, elle ne souhaitait pas en parler et je respectais sa volonté.

J'avais connu Nathan lorsqu'il avait tout juste six ans et ce gamin me fascinait. Nous avions tant de points communs… Il adorait les insectes et donnait des prénoms aux araignées de son jardin. Il avait appelé l'une d'elles Viviane. Enfant, je voulais devenir entomologiste ou biologiste. Puis mon père était décédé, assassiné, alors que j'avais dix ans, et mon univers s'était écroulé. Douze ans plus tard, j'étais entré dans la police dans l'espoir de trouver le coupable.

En observant Nathan, j'avais le sentiment de revivre mon passé. Il existait pourtant un domaine sur lequel nous étions vraiment différents : l'enfant était médium. Il disait recevoir des informations de la part de personnes défuntes. Quelques mois plus tôt, je n'aurais pas osé qualifier l'enfant ainsi. Cartésien de nature et trop souvent ramené à la dure réalité de la vie par mon métier, je n'adhérais pas à ces théories. Mais depuis presque deux ans, Nathan m'avait ouvert les yeux en m'assénant des vérités qu'il n'aurait pu connaître de lui-même. Il me devenait impossible de nier qu'une certaine forme de conscience survivait après la mort. Il y avait eu Jane, une collègue récemment décédée. « Le Moineau », comme on l'appelait à la brigade, s'était manifesté après sa mort par le biais de Nathan. Même Sam, un jeune homme atteint d'autisme, avait démontré sa faculté de capter l'âme d'une personne assassinée par le biais de l'écriture automatique alors qu'il était incapable de parler[1]. Par conséquent, même si personne ne pouvait l'expliquer scientifiquement, j'avais décidé que le phénomène pouvait être envisageable et que Nathan captait certains messages de l'au-delà.

Alisha vint à ma rencontre et me proposa en chuchotant de l'accompagner dans la chambre de son fils. Il avait fait un cauchemar et elle essayait de l'aider à se rendormir.

---

1. Voir, de la même autrice, *Le Voile des apparences*, Albin Michel, 2015 ; Le Livre de Poche, 2022.

Je la suivis et ébouriffai les cheveux du garçon avant de lui faire la bise. Il était le clone de sa mère, version juvénile et masculine.

Des cheveux châtain foncé, les yeux noirs très légèrement bridés avec de longs cils, la peau naturellement hâlée.

— Qu'est-ce qui t'arrive, Nathan ?

— Il y a des fantômes qui me courent après. D'habitude j'ai pas peur mais je les connais pas, ceux-là. J'aime pas…

— Si tu veux je reste près de toi avec mon arme et si j'en vois un, je le dézingue. Tu peux dormir tranquille.

Nathan sourit.

— Marché conclu, répondit-il en remontant sa couverture sur ses épaules.

Je crois que ma proposition relevait du désir inconscient d'éviter de me retrouver seul avec Alisha. Je craignais que la discussion autour du mariage ne reprenne. Les deux rides qui barraient son front étaient inhabituelles. Qu'est-ce qui se passait en elle pour qu'elle me mette ainsi la pression ?

Mais c'était sans compter sur sa perspicacité. Ma stratégie ne fit que repousser le débat de quelques minutes, une fois que je l'eus retrouvée dans la cuisine. Tout en débarrassant la table, elle s'adressa à moi.

— En fait, c'est un coup monté, dit-elle avec un franc sourire. Tu as demandé à mon fils de simuler un cauchemar pour éviter les sujets qui fâchent, c'est ça ?

— Oui, on est très complices tous les deux…, fis-je en la serrant contre moi.

Sa longue chevelure brune me couvrit le bras et je frémis avec délectation. Instantanément je songeai à nos jeux amoureux et aux moments où elle me caressait la peau de ses cheveux comme s'il s'agissait d'un pinceau en martre. Je ne résistais pas à la douceur de ce voile naturel. L'alchimie de nos molécules nous rassemblait et nous ne faisions qu'un.

— Écoute, je sais que tu as eu une journée difficile et je ne vais pas te prendre la tête, mais j'aimerais que tu y réfléchisses un petit peu quand même.

— Bien sûr…

— Ça fait un moment qu'on en parle, toi et moi.

— Je ne suis pas en train de me défiler, ma chérie. Mais là, j'ai un meurtre pas facile sur les bras et j'ai vraiment pas la tête à ça.

Je ne mentais pas complètement. L'affaire m'obsédait et je ne cessais de penser à la juge qui allait confier l'enquête à la Crim' au petit matin. Je ne pouvais prendre le risque d'attendre sans intervenir.

Je consultai le carnet d'adresses de mon téléphone. Je fus rassuré de constater que j'avais gardé le numéro de portable d'Emma Singer. Le contraire aurait signifié que la love story s'était achevée en cataclysme. Je décidai de l'appeler et choisis de m'isoler dans le salon pour rester discret. Sans même réfléchir à ce que j'allais lui dire, je composai son numéro. Elle me répondit au bout de cinq sonneries. Pas bon.

— Allô !

Une voix dure, coupante. Pas bon du tout. Peut-être que je la dérangeais.

— Bonsoir Emma, c'est Yoann Clivel.

Je refusais d'entrer dans son jeu et de lui donner du « madame la juge » alors que j'avais palpé son grain de peau à pleines mains.

— Je sais pourquoi tu m'appelles. Tu veux garder l'enquête. L'ennui c'est que dans ma grille, tout colle pour que la Crim' la récupère.

Elle m'en voulait encore et n'allait rien lâcher.

— Oui, mais…

— Tu n'as aucun élément probant, la victime est riche et connue, et c'est une très grosse enquête. Tu sais comme moi que le directeur de la PJ va la suivre de près.

Elle avait cessé de me donner du « major » à tout bout de champ. Je devais lâcher du lest à mon tour.

— Excuse-moi pour l'allusion machiste d'hier, mais je te connais bien et je pensais que tu ne raterais pas une occasion de donner une leçon à la Crim'.

Elle marqua un temps, sans doute surprise par mon changement d'attitude.

— C'est compliqué, je vais avoir la pression.

— Arrête de me faire rigoler, Emma. T'en as jamais rien eu à foutre de la pression et on ne peut pas dire que tu sois la reine du protocole !

Je crus l'entendre sourire dans son silence.

— OK, tu as de la chance. Je vais te la confier, cette enquête. C'est toi que je saisis, Clivel.

La manière dont elle prononça ces mots fut si suggestive que mon pouls s'accéléra. Aussitôt l'image de son corps nu s'afficha devant moi.

— Par contre, tu as intérêt à montrer que tu es l'homme de la situation, parce que si ça traîne trop, je saisirai la Crim' pour que ça aboutisse. Avec leurs méthodes et leurs moyens, ils trouveront le coupable. Montre-moi de quoi tu es capable, Yoann.

C'était limpide. Tout ce qu'elle disait pouvait être compris à double sens. Elle voulait du sexe et je devais résoudre l'enquête sans tarder.

— Merci Emma, bredouillai-je en raccrochant.

Dans quelle histoire est-ce que je m'embarquais ? Et j'allais me mettre la Crim' à dos, une fois de plus.

Pour compenser le stress généré par la perspective de mes emmerdes à venir, je m'engouffrai dans la cuisine à la recherche d'une satisfaction. Je jetai mon dévolu sur des gâteaux au chocolat au lait que Nathan n'avait pas finis. Puis j'ouvris le frigo. Un reste de purée, un steak de soja, un bout d'omelette aux champignons. J'avalai cette dernière d'une bouchée.

Lorsque j'infligeais du sucré puis du salé à mon estomac, cela signifiait que j'étais sous tension. Je devais absolument réussir à me calmer sinon je n'allais pas dormir de la nuit. J'entendis Alisha prendre une douche. Je décidai de faire du feu.

Les yeux perdus dans la danse des flammes, je me souvins qu'il n'y avait pas si longtemps, j'avais déjà marché sur les plates-bandes de la Crim' et j'avais alors failli tout perdre. L'événement était lié à la mort de mon père et à l'implication de mon ex-meilleur ami : Valentin Amerti.

J'avais dix ans lorsque Valentin et ses parents étaient devenus nos voisins. Le garçon avait pratiquement le même âge que moi et nous nous ressemblions tant que les copains nous appelaient « les jumeaux ». Puis mon père Gregor Clivel s'était fait assassiner la nuit en pleine rue, à côté de chez nous. Le crime était resté un mystère. J'avais fini par comprendre que Valentin et moi, nous étions en réalité demi-frères. La raison de notre ressemblance. Mon père avait été l'amant de sa mère à l'époque où ils travaillaient ensemble. Quand elle était tombée enceinte, il n'avait pas reconnu l'enfant et avait brutalement mis un terme à leur liaison. Après l'accouchement, le licenciement de la jeune femme avait suivi. La haine, lentement mais sûrement, avait conduit à l'irréparable. Dix ans plus tard, Sylvie Amerti avait retrouvé la trace de mon père et leur petite famille avait déménagé à côté de chez nous. Finalement, son mari cocu avait fini par apprendre les faits et il avait poignardé Gregor, mon père, qui s'avérait être aussi celui de Valentin. Sylvie Amerti, la maîtresse reniée, l'avait achevé en donnant les derniers coups de couteau. J'avais vécu toutes ces années à côté des assassins de mon père et je l'avais appris trente-trois ans plus tard grâce à une succession d'erreurs, d'hypothèses et de confessions. Les faits étaient prescrits et personne n'y pouvait plus rien. Les coupables ne seraient jamais inquiétés. Un drame de plus pour moi qui avais tant rêvé de mettre le meurtrier sous les verrous.

— Tu ne viens pas te coucher ?

Alisha se trouvait derrière moi. Perdu dans mes pensées, je ne l'avais pas entendue arriver.

Elle portait un simple peignoir beige et avait noué ses longs cheveux en un chignon qui, Dieu sait comment, tenait sans épingles.

— Pas tout de suite.

— C'est ton enquête ?

— Oui, je suis préoccupé…

— Tu n'oses pas me dire que ça me concerne… C'est ce que je t'ai dit qui…

— Non, je t'assure. J'ai hérité d'un gros morceau qui aurait dû être confié à la Crim'.

— Pourquoi faut-il toujours que tu te mettes dans des situations critiques ? dit-elle en souriant, visiblement soulagée.

— Le fait de récupérer l'affaire de la Crim' m'a fait penser à Valentin, quand il y travaillait encore. Je crois que je n'en ai pas encore fini avec le passé.

— Je croyais que tu avais tourné la page. En plus il n'appartient plus à la Crim', il est à la section antiterroriste !

— Toutes ces années sans savoir que Valentin était mon demi-frère… C'est hallucinant mais je me sens trahi encore aujourd'hui.

— Tu lui en veux de te l'avoir caché alors que lui le savait ?

— Je lui en veux d'exister. Sans lui mon père serait encore vivant.

— Ne sois pas si dur. Ce sont ses parents qui ont tué ton père… Passe à autre chose. Valentin n'y est pour rien.

Je me levai et me tournai vers Alisha en me collant à la cheminée, afin de me réchauffer le dos.

— Facile à dire. Je te rappelle qu'il a tout fait pour me séparer de mon groupe au troisième DPJ. Ce type est toxique.

— N'oublie pas pourquoi il l'a fait ! C'est quand même toi qui avais foutu le bordel !

Elle avait raison. Avant le dénouement de mon histoire familiale, sans doute à cause d'une jalousie mal placée, critiquer la Crim' était devenu mon sport préféré. J'avais même continué à enquêter, en douce, sur une affaire que la « police de luxe » – Valentin Amerti en tête – avait récupérée. En représailles, Valentin avait demandé au directeur de la PJ que Christian Berckman, mon binôme, et moi-même, nous soyons détachés dans deux équipes différentes. Je l'avais très mal pris. Depuis, je m'étais tenu tranquille, j'avais résolu « l'affaire des jumelles[1] ». On me devait des égards, j'avais donc réintégré mon équipe, avec Berckman et mon autre collègue, le jeune Honfleur.

1. Voir *Le Voile des apparences*.

— Et là, tu as obtenu l'enquête suite à une de tes magouilles ou tout est *clean ?* demanda Alisha.

— C'est une décision du juge, répondis-je sans mentionner qu'il s'agissait d'une femme.

— Bon, alors ne t'en fais pas…, conclut-elle en se rendant dans la chambre.

Je décidai de l'écouter en estimant que la situation demeurait différente. Je n'avais, en effet, rien à me reprocher. Pour l'instant du moins.

5

Enfin une piste !

Avec Christian Berckman et Marc Honfleur, nous étions convenus de nous retrouver au bureau tôt ce matin-là pour faire un point avant de nous répartir les différentes tâches. Honfleur, vingt et un ans, de grosses lunettes de myope sur le nez, prit en main l'analyse de nos données. Il avait fini premier au concours d'entrée et avait choisi mon groupe comme affectation. Et même s'il ne parlait pas beaucoup et qu'il n'était pas doué pour le terrain, je me félicitais de le compter parmi nous. Il faisait montre d'une intelligence brillante et d'une analyse rapide et intuitive. Par ailleurs, Internet n'avait aucun secret pour lui, domaine dans lequel je frôlais la nullité. Il avait consulté les comptes rendus de l'IJ et nous proposa une synthèse.

— Sur la voiture, aucune présence significative d'ADN en dehors de celui de Roger Bural, dit le jeune homme en choisissant ses mots. Aucune trace suspecte ni empreinte de pas. Quant à l'arme du crime, elle demeure introuvable. Le type n'a pas agi sur un coup de tête ou dans l'urgence, sinon il aurait commis des erreurs… or il n'y en a apparemment aucune. Notre meurtrier ne s'est même pas donné la peine de détrousser la victime de ses euros. Par contre, il a déposé une rose, une référence manifeste à… quelque chose… peut-être en lien avec l'amour.

— Bien vu, concédai-je.

Honfleur apprenait vite. Même s'il n'avait pas beaucoup d'expérience, il était doué pour approfondir une situation. Berckman hocha du menton, une cigarette éteinte aux lèvres.

— J'ai fait une recherche préalable auprès du ministère des Finances. Le laboratoire pharmaceutique a subi un contrôle fiscal il y a deux ans et à l'époque tout était nickel.

— Ça va pas être simple, ponctua Christian en tétant sa clope humide.

— J'ai consulté le pépiniériste et horticulteur qui s'occupe des jardins de Versailles – c'est un ami de ma mère – et il est formel. Je l'ai fait venir ce matin très tôt pour jeter un œil sur la rose qu'on a déposée au « frigo ». C'est une *Sweet Love*.

Il lut la fiche qu'il tenait dans sa main.

— « Un rosier vigoureux, très résistant face aux maladies, qui présente une fleur blanc nacré au puissant parfum suave et fruité. Les spécimens à large fleur font dix à onze centimètres de diamètre et offrent entre quarante et quatre-vingts pétales. Le feuillage est vert brillant. Son parfum est remarquable, il a été récompensé par trois prix du parfum dans les concours internationaux. »

— *Sweet Love*… Intéressant. En anglais, ça signifie « tendre amour » ou « amour doux », quelque chose comme ça. Il faut demander des analyses pour qu'on sache si c'est une fleur de jardin ou si elle a été achetée chez un fleuriste.

— Comment savoir ? demanda Christian.

— On ne met pas autant de produits dans nos jardins que dans les plantations dédiées à la vente. La quantité de chimie présente dans la tige nous donnera les infos.

— Bien joué, Honfleur, ajouta Christian, qui n'aurait jamais pu mener tant d'investigations en si peu de temps.

— Pour finir, j'ai interrogé l'état civil. Roger Bural a pour seule famille une fille qui vit à l'étranger. Sa femme est décédée il y a plus de dix ans d'un cancer de l'estomac et je n'ai absolument rien trouvé de bizarre sur sa call-girl à la retraite…

— Beau boulot, Marc, dis-je en lui tapant sur l'épaule.

Cette histoire de fleur m'incitait à penser que Roger Bural était la cible. Je devais étudier la piste homosexuelle ou sadomaso. Car même si la victime se rendait chez sa maîtresse, une relation presque platonique et faite de confidences, cela ne prouvait rien. Il était temps de nous rendre au laboratoire pharmaceutique pour interroger les employés. Christian m'accompagna tandis qu'Honfleur entamait des recherches concernant les activités de l'entreprise.

Le laboratoire pharmaceutique se trouvait au nord de Paris, à La Plaine-Saint-Denis. Un solide bâtiment entouré d'un parking se cachait derrière un mur d'un mètre quatre-vingts qui ceignait l'ensemble. Je notai un important système de sécurité particulièrement dissuasif : caméras, vigiles accompagnés de chiens de garde et badge pour tous ceux qui entraient dans l'enceinte. Je me souvins de la remarque de Polka-Simone qui disait qu'elle demeurait le point faible de Bural. En effet, l'entrepreneur avait bâti le laboratoire comme une forteresse. Nous demandâmes à rencontrer la direction. Il n'y avait pas d'associés car Roger Bural dirigeait tout. Le staff était simplement composé d'un sous-directeur. Bruno Vez, sexagénaire de taille moyenne, présentait une calvitie totale. En dehors de cette absence de cheveux, tous ses traits respiraient la banalité. Un nez de taille moyenne, des yeux de couleur indéfinissable, une forme de visage quelconque. Ni beau ni laid, un homme sur lequel personne ne devait se retourner.

— Nous souhaiterions connaître un peu mieux Roger Bural, de manière à comprendre qui a pu attenter à sa vie, dis-je après l'avoir salué.

Le sous-directeur nous expliqua que son patron cloisonnait tout.

— Personne n'était au courant de sa vie privée. Tout ce que je pourrais vous dire concerne exclusivement sa société.

— Pourquoi agissait-il ainsi ? demanda Christian. Des choses à cacher ?

— Non. Roger Bural était marié à son laboratoire et rien d'autre n'importait.

— Il a eu une épouse, pourtant.

— Elle n'a jamais vraiment compté. Lorsqu'elle est décédée, il a continué comme si de rien n'était.

— Est-ce que… les hommes… l'intéressaient ?

— Grands dieux, non ! Il a même licencié un jeune qui était un petit peu trop maniéré à son goût. Il faut que vous réalisiez que Roger Bural arrivait ici à six heures du matin et qu'il en repartait tard. En dehors d'un à deux rendez-vous par semaine, il ne quittait pas le labo. Lorsqu'il surprenait des collègues en train d'évoquer leurs activités durant le week-end, il s'emportait. « Parler, parler, parler, quelle perte de temps », disait-il. Il avait conservé de sa campagne natale un peu de pudeur et beaucoup de rudesse.

— Il était du genre à ne jamais se plaindre ?

— Exactement. Le moindre aveu de sentiment était considéré comme une faiblesse, si vous voyez ce que je veux dire.

Je voyais. Mon père ne m'avait jamais dit « je t'aime » parce qu'il jugeait cela indécent.

— Alors venons-en à son entreprise. Qui détient des parts et à qui profite sa mort ? questionna brutalement mon collègue.

Je fronçai les sourcils. Ce n'était pas une façon de procéder ! Christian et ses raccourcis…

— Oh ! vous allez être déçus, répondit l'autre. Il avait tout légué à une fondation qui gérait déjà l'entreprise à ses côtés de manière à ce que personne, absolument personne, ne puisse hériter d'un centime après sa mort. Bural disait : « Je me suis construit seul, je ne vois pas pourquoi ce serait tout cuit pour les autres. Ils n'ont qu'à en baver comme j'en ai bavé. »

Le bonhomme avait peut-être l'intelligence des affaires, mais pas celle du cœur !

Bruno Vez fut appelé par son assistante et je profitai de son absence pour souffler dans les bronches de Christian.

— Sois moins direct quand tu poses une question, ça la fout mal, vraiment. « À qui profite le crime… » C'est hallucinant !

— Au moins, on gagne du temps. On sait déjà que l'héritage n'est pas le mobile du meurtre. Et a priori, personne n'était au courant de sa vie amoureuse. Il faudrait savoir comment le tueur ou le commanditaire a fait pour deviner qu'il avait une poulette dans le 13e arrondissement…

Le chauve revint.

— Roger Bural avait-il des ennemis ? demandai-je.

— Oui. Notre activité se place dans un domaine étroitement lié à la finance et à la politique. Nos adversaires, détracteurs et concurrents sont particulièrement virulents. Roger était très dur et il avait le don de se mettre à dos tous ceux qui l'approchaient. Il était craint. Avec son tempérament belliqueux et son argent, il faisait peur à tout le monde.

— Jusqu'où allait-il ?

— Il n'avait aucune diplomatie et se fichait bien qu'on le déteste. L'important était le succès de ses médicaments et rien d'autre.

— Vous n'étiez pas d'accord avec lui ?

— Disons que dans certaines situations, je ne serais pas allé aussi loin. Mais ce n'était pas mon argent ni mon entreprise. Il savait me le rappeler quand j'essayais de le tempérer. Je n'aime pas les conflits, ajouta-t-il en souriant d'un air gêné.

— Vous avez parlé de son absence de limites. Il achetait ses détracteurs ?

— Ne me faites pas dire ce que je n'ai pas dit. Certains événements terribles se sont déroulés à une époque et ça s'est su. Il se reposait sur cette histoire malheureuse pour asseoir son autorité et pour demander sur le plan des horaires et de la charge de travail bien plus qu'il n'aurait dû. Beaucoup pensaient qu'il était capable de tout et le traitaient de tyran.

J'allais lui demander de nous relater les faits, lorsque Bruno Vez fut à nouveau appelé pour une communication urgente avec les USA. Il s'excusa de ne pouvoir achever la discussion et s'éclipsa pour de bon. Simple témoin pour le moment, je ne pouvais le contraindre à répondre à nos questions. J'étais curieux de savoir de quel drame il s'agissait et je notai d'approfondir ce point important.

— Qu'est-ce qu'on fait ? demanda alors Christian.

— Mais putain, tu imagines quoi ? Qu'on va rentrer se faire un bridge ?

— Non mais…, dit-il un peu gêné, en me présentant sa boîte d'allumettes ouverte.

Christian avait recueilli six cloportes qu'il trimballait dans cette micro-cage de carton, rangée dans une des poches de son blouson. Il les nourrissait de peaux d'oignon et de pelures de carotte. Chaque fois qu'une enquête débutait, il avait pris l'habitude de secouer les bestioles avant d'ouvrir le couvercle. Plus il y avait de crustacés en boule et plus l'affaire s'avérerait compliquée à résoudre. La seule fois où les six cloportes avaient fait le dos rond, c'était pour le cas des « meurtres-suicides[1] ».

Le plus incroyable dans ce phénomène était que l'oracle maison – comme on appelait la boîte « magique » de Berckman au troisième DPJ – ne s'était jamais trompé. On ne pouvait l'expliquer, à moins d'admettre que Christian avait le don de sentir la difficulté d'une enquête et de transmettre l'information à ses protégés qui, par miracle, réagissaient en se mettant plus ou moins en boule. Curieux, je me penchai pour découvrir ce qui nous attendait. Chacun des six cloportes était déplié sur ses seize pattes. Aucun d'eux ne s'était formé en mode carapace.

— Et tu l'interprètes comment ? demandai-je.

— Cette affaire va se résoudre toute seule… Pas besoin de se prendre la tête.

J'éclatai de rire.

---

1. Voir, de la même autrice, *Le Testament des abeilles*, Albin Michel, 2011 ; Le Livre de Poche, 2015, 2022.

— Toutes les occasions sont bonnes pour…

— Je ne les ai jamais vus faire ça, je t'assure.

Christian se pencha et les observa en fronçant les sourcils, puis il referma la boîte d'un coup sec.

— Qu'est-ce qu'il y a ?

— Rien, c'est bon.

— Non, montre-moi.

— De toute manière tu t'en fous.

— Pas du tout. Montre !

Mon collègue me donna la boîte et se détourna en se pinçant l'aile du nez. Je l'ouvris délicatement. Les bestioles étaient toutes dans la même position, ouvertes, sur leurs pattes. Je ne les avais jamais vues aussi zen. Et soudain, je compris. Elles ne bougeaient pas. Elles étaient mortes… toutes les six, comme foudroyées.

— Merde alors…

— Tu l'as dit.

— Combien de temps ça vit, un cloporte ?

— Entre deux et trois ans.

— Et tu les as « changés » quand ?

— L'année dernière.

— Tu n'aurais pas oublié de leur donner à becqueter ?

— Tu me prends pour un sale type ou quoi ? Mes cloportes n'ont jamais manqué de rien.

— Ça alors !

— Ouais. Ça sent le mauvais présage, la tuile qui va nous tomber sur le nez.

— Arrête…

— L'année dernière, on a perdu Jane. Ça ne te suffit pas ?

Jane était notre collègue mais aussi la fiancée de Christian.

Le drame nous avait anéantis, et lui plus encore.

Je lui rendis la boîte qu'il rangea délicatement dans son blouson comme si les cloportes étaient toujours vivants. C'était ridicule, mais ça m'affectait tout de même un peu. Nous n'étions pas immortels. Aussitôt je repensai à mon rêve, au visage blafard sans nez ni bouche qui s'était approché de moi pour me susurrer quelques mots. Et si c'était une mise en garde ?

— Je vous raccompagne ? interrogea l'assistante de direction, une jolie petite rousse tout en rondeurs.

Ce fut comme un déclic. Je n'allais pas me laisser perturber par si peu. En observant la demoiselle, je songeai aussitôt à la juge qui attendait des résultats probants pour ne pas être tentée de nous dessaisir de l'enquête. Le temps nous était compté.

— Vous pouvez me donner la liste des personnes de la société qui partent bientôt à la retraite ? demandai-je.

— Euh… bien sûr, j'en ai pour une minute, répondit-elle en tapant sur le clavier de son ordinateur.

Christian me regardait sans comprendre. L'assistante me tendit un document avec quatre noms. Deux femmes et deux hommes.

— Laquelle de ces quatre personnes était la plus intime de monsieur Bural ?

— Oh, sans hésitation, monsieur Paul Lucinot. Il travaille ici depuis le début, c'est le plus vieil employé de la maison. Il a soixante-douze ans, le même âge que… qu'avait monsieur Bural.

— Pourquoi travaille-t-il encore ?

— Paul a toujours dit qu'il ne partirait pas tant que monsieur Bural aurait besoin de lui. Mais avec ce qui vient de se passer… il va probablement s'en aller.

— Parfait, dites-moi où je peux le trouver.

— C'est le gardien en chef de l'ensemble des locaux. Vous le trouverez dans la loge à côté des parkings ou en train de faire une ronde pour vérifier si tout va bien.

— Appelez-le, s'il vous plaît, ça m'évitera de perdre du temps à lui courir après.

Tandis que la jolie rousse composait un numéro, je m'approchai de Christian et lui demandai de rencontrer les employés de l'entreprise et de se faire accompagner par miss Taches-de-rousseur pour glaner des informations. L'idée était de savoir quels produits fabriquait le laboratoire et de comprendre quels étaient leurs enjeux financiers.

— Et toi ? me demanda-t-il.

— Je vais essayer de faire parler le vieux. Un type qui part bientôt à la retraite n'a plus de scrupules à dévoiler les vérités qui dérangent. Il faut impérativement qu'on trouve une piste…

Je n'eus pas le temps d'achever ma phrase, Paul Lucinot se dirigeait droit vers nous avec assurance. Les cheveux coupés en brosse, une barbe parfaitement taillée et l'œil vif, il avançait d'un bon pas. Considérant la tonicité qui se dégageait de lui, nul doute que l'homme pratiquait un sport de haut niveau. Je lui proposai de nous installer dans un coin tranquille pour discuter et il m'emmena dans son bureau, une sorte de cagibi qui donnait sur le parking, proche de l'entrée principale. Une table minuscule, deux chaises, une machine à café et des gobelets en plastique. Spartiate.

Lorsque je le lui fis remarquer, il m'opposa n'avoir besoin de ce lieu que rarement. Il passait la majeure partie de son temps à inspecter les moindres recoins de l'entreprise. Roger Bural avait insisté pour qu'il ait un endroit à lui pour prendre un café lorsqu'il pleuvait.

Le vieil homme se raconta avec plaisir. Je le sentais accablé par la mort de son ami. Ils se connaissaient depuis l'adolescence. Paul avait sauvé la vie du jeune étudiant lors d'une rixe avec des militaires. Une histoire d'alcool et de fille qui avait mal tourné. Lorsque Bural avait repris la société de son père, il avait embauché son compagnon d'infortune pour « payer sa dette » et lui avait confié la sécurité de l'entreprise. « Je ne savais rien faire d'autre, il m'a sauvé la vie à sa manière, me confia Lucinot. Je n'ai jamais manqué un seul jour de travail, me dit-il fièrement. Même avec la grippe et une fièvre de cheval, il a pu compter sur moi. » Ses yeux s'embuèrent. Tous les soirs durant près de cinquante ans, Roger avait échangé quelques mots avec son ami Paul avant de quitter le laboratoire.

Lucinot connaissait Bural depuis toujours. S'il avait eu un penchant homosexuel, il aurait forcément été au courant. À ma question, il opposa un non catégorique et utilisa exactement la même expression que le sous-directeur : « Le patron était marié à son entreprise. »

Je l'interrogeai ensuite sur la famille Bural, convaincu qu'il était la seule personne à pouvoir m'éclairer sur ce point. En dehors de sa fille Mélanie, il ne restait à Roger que quelques cousins éloignés qu'il se gardait de côtoyer, persuadé que tout le monde en voulait à son argent. Le vieil homme avait beau être dévoué, il n'en était pas moins lucide quant aux qualités et défauts de son patron. Il précisa sur ce point avoir été très peu augmenté en cinquante ans. J'essayais de deviner si ses propos cachaient une quelconque amertume ou du ressentiment, mais il éclata de rire en précisant que « le boss » protégeait son argent comme une louve ses petits.

Il poursuivit sur la famille en expliquant que la fille du patron, actuellement à l'étranger, était en froid avec son père. Surdiplômée et méritante, elle devait initialement lui succéder et, pourtant, elle avait refusé de prendre la tête de l'entreprise ainsi que les parts du labo qu'il lui destinait. Du coup, Roger Bural avait tout donné à une fondation de son vivant, pour éviter que ses légataires ne récupèrent l'argent. Le mobile du meurtre n'était définitivement pas l'héritage. Restait la vengeance professionnelle, politique ou familiale. La piste de Mélanie Bural, en conflit avec son père, devenait digne d'intérêt.

6

À la place de Jane

À la fin de l'entretien avec Paul Lucinot, j'avais appris que Mélanie Bural dirigeait une société au Burkina Faso qui accordait des microcrédits. Une sorte d'entreprise à but humanitaire. Elle vivait sur place depuis des années. Le vieil employé avait répété ne pas savoir grand-chose concernant la fille Bural parce que le sujet était trop douloureux pour son patron. Christian s'était chargé d'appeler Mélanie en Afrique pour savoir si elle comptait assister à l'enterrement. Elle avait répondu par la négative en précisant qu'elle avait beaucoup trop de travail pour perdre du temps auprès d'une dépouille. « Si l'âme de mon père a besoin d'aide, il saura me trouver », avait-elle ajouté. Tout juste lui avait-elle demandé comment il était décédé. Elle n'avait pas montré de surprise, ni feint un semblant de tristesse.

J'avais très envie de pousser l'enquête en Afrique, mais pour réussir à convaincre la juge de m'y envoyer, il me fallait plus que de vagues suspicions. Je devais poursuivre nos investigations, en connaître un peu plus sur le père et son laboratoire avant de solliciter la fille, histoire de ne pas passer à côté de quelque chose d'important. Par ailleurs, on n'avait rien contre elle, on ne pouvait donc l'obliger à venir en France.

Je rentrai au bureau, espérant que le jeune Honfleur avait glané des éléments sur Internet, et je fus heureux de constater que Christian – qui ne m'avait pas attendu pour rentrer – tapait ses constatations. Il avait les sourcils froncés et semblait en colère.

— Y a un problème ?

— Non ! Enfin si… Tu sais bien.

Les cloportes… Je haussai les épaules.

— Tu vas en trouver d'autres, il te suffit de soulever une pierre dans un jardin. C'est pas si grave.

— Toi qui prétends aimer les insectes, tu me déçois. Ils avaient une personnalité spéciale, on se connaissait, ils réagissaient à ma voix…

— Ce ne sont pas des insectes, opposai-je de mauvaise foi, ce sont des crustacés.

Je savais ce qu'il ressentait. Petit, j'avais eu pour amie une colonie entière de fourmis. Tous les jours, je leur donnais le noyau d'un fruit dont un peu de chair restait accrochée, en leur demandant de ne pas venir dans la cuisine de ma mère, et le pacte avait fonctionné. J'avais par ailleurs quitté une petite copine parce qu'elle avait osé piétiner leur nid.

— Bon, et le labo ? demandai-je pour changer de sujet.

— Ils font des médocs et des vaccins, point barre. C'est un labo, qu'est-ce que tu veux savoir de plus ? répondit-il sèchement.

— Il y a un problème ? interrogea le commandant Ponstain en entrant dans le bureau, surpris par la mine renfrognée de Christian.

— L'oracle maison fait la gueule…, dis-je en me moquant.

Christian me jeta un regard lourd de reproche.

— Sans déconner ? répliqua notre chef de groupe.

Bernard Ponstain dirigeait notre équipe au troisième DPJ. Mais depuis qu'il avait des gosses, il ne supportait plus d'aller sur le terrain. Il me laissait donc gérer le groupe à sa place et il se chargeait de la paperasse. Je couvrais son commandement virtuel vis-à-vis de la direction autant qu'il camouflait certains de mes dérapages. Un accord tacite. Il débutait presque toutes ses interventions par un « Sans déconner ? » censé prouver qu'il n'était pas surpris. Je l'aimais bien. Il se tourna vers moi :

— Il faut qu'on recrute une personne pour notre équipe.

Puis il me prit par le bras et m'éloigna de Christian. Une fois dans le couloir, il ajouta :

— En remplacement de Jane.

— Je sais bien, mais là, j'ai pas le temps de m'en occuper.

— C'est pas la question. Tu penses que Christian va mal le prendre ?

— Ça fait six mois qu'elle est décédée… Elle nous manque à tous et à lui en particulier puisqu'ils étaient fiancés. C'est pas un remplacement qui changera quoi que ce soit.

— Tu as quelqu'un à me suggérer ?

— Quand je bossais dans le groupe de Laurent Richet, il y avait un jeune type, Mickaël, que j'aimais bien. Je me suis très bien entendu avec lui. Ce serait idéal.

— On ne va pas déshabiller Pierre pour habiller Paul ! S'il appartient à un autre groupe, cette proposition est ridicule…, dit une voix derrière moi.

Je me retournai.

Il ne pouvait s'agir que de Bertrand Mauroy. Je détestais notre deuxième de groupe et il me le rendait bien. Nous n'avions pas de capitaine. Le lieutenant Mauroy était donc l'adjoint du commandant Ponstain, il avait le grade juste au-dessus du mien. Il avait été parachuté là grâce à un concours, alors qu'en tant que major exceptionnel j'avais gravi les échelons lentement, par examen et au mérite, comme la plupart d'entre nous. Je lui reprochais de n'avoir pas l'humilité de concéder ignorer tout du travail d'enquête. Il reprit la parole.

— Il nous faudrait une minorité « représentative ». Une femme ou un Black, par exemple.

Bernard Ponstain approuva et mon sang ne fit qu'un tour. Clairement, ce qui était « représentatif », c'était sa volonté de me mettre des bâtons dans les roues. Et quand il y parvenait, ça lui faisait sa journée.

Je rentrai dans le bureau et relatai à Christian et Honfleur la dernière intervention du lieutenant.

— Il n'a jamais réussi à faire autre chose de sa vie que d'enfiler des perles, mais ce pauvre type a la prétention d'imaginer savoir ce qui est bien pour le groupe !

— Il n'a pas envie qu'un autre mec acquis à ta cause rejoigne notre équipe, c'est tout, dit Christian. Mais bon, lorsqu'une petite gonzesse en jupe arrivera dans notre service, on verra si tu continueras à faire la tronche.

— Je ne cours plus les filles ! C'est fini. Je vous rappelle que ça fait bientôt deux ans que je suis avec Alisha.

— C'est le type qui s'est fait toutes les nanas célibataires des trois brigades qui va nous faire croire ça ! répliqua Christian.

— Et pas que les célibataires, si on se fie à la rumeur, renchérit Honfleur.

— Vous m'emmerdez. J'en ai rien à foutre d'une gonzesse au bureau, j'ai envie que Mickaël nous rejoigne et basta. Ce mec-là est un type dévoué, qui bosse sans rien dire. C'est inestimable.

— On va t'offrir un chien, ça fera l'affaire ! Et puis comme ça, il tiendra compagnie à ceux du commissaire, pas vrai ? demanda mon binôme.

Je leur claquai la porte au nez en guise de réponse.

7

Peur de qui ?

J'avais l'impression que le monde s'était ligué contre moi. Lorsqu'une stupide paranoïa me gagnait ainsi, je me réfugiais à l'Isileko. Ce bistrot tenu par un Basque jouxtait la brigade. Bixente, le patron, était plus qu'un copain. Au fil des ans j'étais devenu son « petit dernier ». Sa progéniture avait depuis longtemps quitté le cocon familial et il projetait sur moi tout ce qu'il rêvait de faire avec ses fistons. Il ne me jugeait pas et me passait tout. C'était bien agréable. Comme il refusait catégoriquement que je le paie, j'étais convenu avec son épouse – un petit bout de femme qui ressemblait à une Indienne, tout en cheveux noirs tressés, aussi discrète que lui était tonitruant – de déposer mon obole dans une boîte à mon nom.

Ses grosses pognes rangées dans son tablier, il s'approcha et me colla une bise.

— Tu vas bien ?

— Il te reste du gâteau basque ? lui répondis-je.

— Qu'est-ce qu'ils t'ont encore fait, cette bande de guignols ? hurla-t-il de sa voix de baryton contrarié.

— Pourquoi tu dis ça ?

— Il est midi !

— Et alors ?

— Je te connais ! Tu vas commencer par du sucré et tu vas poursuivre avec le plat du jour. Et quand ça se passe comme ça, c'est que quelqu'un t'a piqué le cul.

— Donne-moi deux parts de gâteau, ils sont plusieurs à m'emmerder aujourd'hui.

— Si c'est pas malheureux, ajouta-t-il en se parlant à lui-même.

Je l'entendis vociférer de plus belle de sa cuisine. « … peuvent pas arrêter… cette bande de feignasses… » Je souris. Je me sentais déjà mieux. Mes yeux s'ouvrirent enfin sur les photos de Socoa et de Saint-Jean-de-Luz qui couvraient les murs du restaurant et ce fut comme si les embruns du pays venaient me chatouiller les narines, m'apaisant aussitôt.

J'engloutis un assortiment de *pintxos* agrémentés de piment d'Espelette que le patron m'apporta d'office et je retournai au bureau, totalement rasséréné. Cerise sur le gâteau basque, j'étais désormais seul. J'allais profiter du silence de la pause déjeuner pour avancer sur l'affaire.

En passant devant le bureau du commandant Ponstain, je découvris une enveloppe kraft annotée au feutre noir. Elle mentionnait l'adresse du parking où le meurtre avait eu lieu. Je l'ouvris. Elle contenait une copie des bandes vidéo sur un disque dur. Je le branchai sur mon ordinateur et commençai à les visionner minutieusement. J'allais enfin savoir à quoi ressemblait notre homme et ce qu'il avait fait, précisément. J'avais espoir que notre enquête fasse un vrai bond en avant. Tout dépendait de ce que la caméra avait filmé.

Sur les huit vidéos, seules deux montraient le meurtrier. L'une d'elles était beaucoup trop lointaine pour qu'on distingue autre chose qu'une ombre. L'autre présentait le profil d'un homme de type européen. En arrêtant l'image, je devinais une capuche et peut-être une cagoule, rien de plus. Il avait dû repérer les caméras de surveillance du parking. Je notai l'heure de son arrivée indiquée sur la bande : 2 h 10. Quinze minutes plus tard, une femme vint chercher sa Golf et l'homme à la capuche ne bougea pas de sa cachette. De grande taille, il semblait attendre Bural, caché derrière un poteau, à trois mètres de la voiture de ce dernier. Je repris la lecture de la bande en accéléré. À 2 h 28, le patron du laboratoire déboula dans le parking. Je rembobinai de quelques secondes et me concentrai. Roger Bural sortait de l'ascenseur sans mallette ni porte-documents et se dirigeait vers sa voiture, une Mercedes. Au moment où il déverrouillait les portières, le meurtrier se jeta sur lui et l'immobilisa par une clef de bras, puis il le fit chuter à terre. La suite des événements demeurait un mystère car les deux hommes étaient cachés par les voitures stationnées là, dont une Hyundai blanche.

La bande continua de défiler sans qu'il se passe rien. À 2 h 39, soit onze minutes plus tard, l'homme encapuchonné, légèrement courbé, s'enfuit à pied, en marchant d'un bon pas, et se cogna à une voiture mal garée devant la porte qui donnait sur les escaliers. Alors qu'il disparaissait de l'écran, l'alarme de la voiture faisait retentir son signal. Il avait eu tout loisir de prendre le portefeuille de Bural, les cartes bleues et l'argent, mais il ne l'avait pas fait. Personne n'était entré dans le parking durant la mise à mort, il n'avait pas été dérangé. Je mis le film sur pause et pris la bande précédente. Je souhaitais vérifier l'heure d'arrivée de Bural dans le parking. Une heure et trente minutes. D'après mes notes, le tueur était arrivé quarante minutes plus tard. A priori, il n'avait pas suivi sa victime. C'est comme s'il savait où se rendre et qu'il avait patiemment attendu que Bural sorte de chez Polka-Simone. Un véritable guet-apens. Il n'y avait eu ni altercation ni dispute, la mise à mort ressemblait à un règlement de comptes, un contrat. Il pouvait également s'agir d'un psychopathe qui tuait au hasard, sans connaître ses victimes. Mais alors pourquoi ne s'en était-il pas pris à la jeune femme à la Golf, présente dans le parking quinze minutes auparavant ? Comment savoir et par où commencer ? Les propos du sous-directeur me revinrent. Un drame avait permis à Roger Bural d'asseoir son autorité au point de passer pour un tyran. Il fallait que j'en sache plus. Je décidai de retourner au laboratoire afin de poursuivre les interrogatoires.

Bruno Vez avait pris sa journée, je me tournai donc vers Paul Lucinot en espérant qu'il connaissait l'histoire.

Je trouvai le gardien en chef debout près de l'entrée, les yeux perdus dans le vague. Les conducteurs des voitures qui passaient le portail lui faisaient un petit signe de tête, par habitude, sans réellement prendre conscience de son air absent. Je dus m'approcher et lui tendre la main pour qu'il considère ma présence. Ses yeux s'agrandirent en me voyant. Aussitôt il me tourna le dos en chuchotant quelques mots happés par le vent, m'invitant apparemment à le suivre. Une fois entrés dans son cagibi, il referma la porte. Le soleil couchant tapait derrière la fenêtre et la chaleur, étouffante, m'agressa. Nous étions en mars, comment faisait-il en plein été ? La température n'avait pas l'air de l'affecter. Le vieil homme me faisait penser à ces personnes âgées qui vivent seules et qui branchent leur chauffage au maximum pour compenser le froid lié au vide et au silence. Je l'observai tandis qu'il préparait un café. Son dos s'était courbé depuis la veille, des cernes étaient apparus sous ses yeux et des rides importantes marquaient son front. Il avait suffi d'une nuit suite à la mort de son ami pour que le temps reprenne l'avantage et retravaille au burin les sillons témoins de ses épreuves.

— Vous avez de la famille ? ne pus-je m'empêcher de lui demander.

— Pas de femme. Pas d'enfant. Je n'avais que Roger et la société, ajouta-t-il après un soupir.

— Vous avez une idée de la personne qui a pu faire ça ?

— Dans un mois je suis mort, ajouta-t-il sans répondre. Roger viendra me chercher, même là-haut il ne peut rien faire sans moi. À la comptabilité, ils m'ont dit que je devais partir à la retraite, mais je peux vous affirmer une chose : la retraite, je ne la toucherai pas. Je ne vivrai pas assez longtemps pour ça.

— Vous vous sentez en danger ?

— Il y a des amitiés qui ne résistent pas à la mort, que voulez-vous, dit-il en essuyant le coin de ses yeux.

Je lui laissai un peu de temps pour reprendre ses esprits puis embrayai sur les questions qui me taraudaient. Je souhaitais savoir quels événements s'étaient déroulés pour que les personnes qui côtoyaient Bural le craignent à ce point. Il me raconta que les choses avaient basculé en 2013, lors d'un voyage en Afrique. Roger y était parti pour affaires, accompagné de son chauffeur François Mormont, qui était également son homme à tout faire. Ce dernier était décédé là-bas, des suites d'un empoisonnement. Personne n'avait été inculpé. Sans l'interrompre, je songeai à la fille Bural, Mélanie, qui vivait sur le continent africain. Cette conjonction autour d'un même lieu devenait intéressante. Comme il gardait le silence, je lui demandai si son patron avait eu des raisons d'en vouloir à son homme de confiance.

— Mormont savait des choses que la plupart des gens ignoraient, c'est certain. Est-ce qu'il a fait chanter le patron ? Quelque chose de ce genre ? Je n'en sais rien. On a tous su qu'il y avait eu une grave altercation entre eux deux, juste avant le départ. Roger n'en a plus jamais fait mention et tout a semblé rentrer dans l'ordre le jour où ils ont pris l'avion. Toujours est-il que le pauvre homme n'est jamais revenu…

— Bural était votre ami mais vous avez l'air de plaindre son chauffeur…

— Mormont était un chic type, aussi dévoué que moi, je dirais. Il avait une femme extraordinaire et deux gamines, un drame pour elles trois. Et comme Roger, il n'aurait pas dû mourir.

— Mais ? opposai-je avec l'envie qu'il passe la seconde.

— Il n'y a pas de mais, dit-il en secouant la tête. Lorsque Bural est rentré, il n'était plus le même. C'était mon ami et il le restera, mais après ce voyage, il n'était plus le même, répéta-t-il.

— Bural aurait profité du voyage pour éliminer son chauffeur ?

— Je n'ai jamais dit une chose pareille. Bon, je vous avoue que ça m'est venu à l'esprit, comme tout le monde ici… D'ailleurs il en jouait. Il disait qu'il était capable de tout et il menait ses équipes avec la poigne d'un tyran. Beaucoup de personnes se plaignaient dès qu'il avait le dos tourné. Personne n'aurait osé l'affronter directement.

— Est-ce qu'on pouvait parler de menaces proférées par Bural ?

— Non, jamais de la vie. Une forme de harcèlement peut-être. Il demandait toujours plus. Il avait un tel ascendant sur les gens…

— Est-ce qu'une personne de l'entreprise aurait pu le tuer à cause de son tempérament tyrannique ?

— On ne tue pas pour des heures de travail en plus. Certains ont démissionné parce qu'ils ne le supportaient plus, je ne vous le cache pas. Mais assassiner quelqu'un…

— Alors qui ?

— Si je le savais ! Après ce qui s'est passé il y a deux jours, je pense que Roger était une victime sur toute la ligne, depuis le début.

— Que voulez-vous dire ?

— En Afrique… Je n'arrête pas d'y penser. Et si c'était lui qu'on visait à la place du chauffeur ? Ça expliquerait pas mal de choses.

J'en avais marre qu'il n'aille pas au bout de ses pensées.

— Mais encore ?

— Le fait qu'il ait changé à ce point. Ce n'était plus le même homme, je vous l'ai dit.

— Il était sans doute affecté par la mort de son homme à tout faire, tout simplement…

— C'est possible.

— Vous n'y croyez pas ?

— Ils étaient très nombreux à penser que Roger était coupable de cet empoisonnement… Moi, je crois qu'il avait peur. Après ça, il ne me parlait presque plus. Bonjour, bonsoir et puis voilà, dit-il tristement.

Je laissai Paul à ses souvenirs et quittai la fournaise de son cagibi. Le vent s'engouffra dans mon cou et glissa le long de mon corps transpirant. Je ne pus réprimer un frisson.

La théorie du gardien présentait un intérêt. Si Bural avait peur suite à l'empoisonnement de son chauffeur, c'est qu'il se savait visé. Qui pouvait lui en vouloir en Afrique en dehors de sa propre famille ? Voir la fille Bural devenait une nécessité. Elle devait savoir des choses concernant la mort du chauffeur et pourrait peut-être m'éclairer au sujet du décès de son père. J'espérais trouver d'autres éléments à charge pour motiver la juge à me délivrer une CRI[1] afin que je me rende au Burkina Faso.

1. Commission rogatoire internationale.

8

Mise en bouche

Je conduisais en direction du bureau lorsque mon jeune collègue Marc Honfleur m'appela sur le portable.

— Le rapport du médecin légiste vient d'arriver.

— Tant mieux. Tu l'as lu ?

— Non, je t'attendais.

— Christian est là ?

— Il vient de partir. Il avait une partie de poker importante.

— Dès qu'il s'agit de jouer, plus rien n'existe. Il ne changera pas.

Face à Honfleur, je n'avais pas envie d'excuser l'école buissonnière de Berckman, même s'il s'agissait d'un accord tacite entre mon binôme et moi.

— Il est dix-huit heures… C'est pas si grave.

Honfleur avait beau être appliqué, travailleur et ne jamais compter ses heures, il trouvait toujours des excuses à ceux qui se tournaient les pouces.

J'allais raccrocher lorsqu'il reprit la parole d'une voix hésitante.

— Yoann… Je voudrais te parler de quelque chose de délicat et ça m'arrangerait qu'on soit seuls au bureau.

Allons bon, qu'allait-il me dire ?

— Pas de problème. Je suis là dans quarante minutes environ, on en parle ce soir ou ça peut attendre demain matin ?

— Disons que l'affaire est compliquée. Je préférerais aborder cette question le plus tôt possible.

Je devais traverser Paris dans la diagonale, lire le rapport du légiste avant de poursuivre plein sud, pour me rendre chez Alisha. Avec une pause de dix minutes, je pouvais estimer mon arrivée à Châtenay-Malabry à vingt heures, au mieux. Par conséquent il ne fallait pas que je m'éternise à la brigade. Je me fis néanmoins la réflexion que c'était la première fois qu'Honfleur me sollicitait et je n'allais pas botter en touche.

— OK, attends-moi, concédai-je.

Le jeune homme patientait dans le fauteuil face à mon bureau en tenant ses lunettes de myope dans une main. Sur ma table, plusieurs pages imprimées dont l'en-tête présentait un caducée. Je m'assis, saisis les documents et avant d'y jeter un coup d'œil, je lançai à mon collègue :

— Toi d'abord.

J'espérais ainsi le motiver à aller vite.

— Tu es sûr ?

— Oui, Marc, dis-moi.

Il tournait ses lunettes dans tous les sens, comme si le fait de ne pas me voir – sa myopie était sévère – lui donnait du courage pour se confier.

— Est-ce que tu as des contacts chez Carrefour ?

Un instant je crus qu'il se fichait de moi, mais son air très sérieux me convainquit du contraire.

— Les magasins Carrefour ? Mais bon sang pour quoi faire ?

— Oui, je sais, la question est saugrenue, mais la raison est encore plus folle… Je suis amoureux.

— Excuse-moi, Marc, mais je ne vois pas le rapport entre tes sentiments et le centre commercial, dis-je en réfrénant une envie de rire. Et encore moins la manière dont je pourrais être impliqué.

— Il y a quatre ans, j'ai rencontré une jeune femme. Elle s'appelle Bérénice.

— Laisse-moi deviner, elle travaille pour Carrefour, elle souhaite un avancement et tu voudrais trouver un moyen de l'aider pour accélérer les choses…

— Pas du tout.

— Marc, viens-en aux faits, je suis crevé, dis-je en triturant les pages du rapport.

— Je voudrais la demander en mariage à l'intérieur du magasin qui est près de chez nous…

— Ah !

Comment cet intellectuel cultivé pouvait-il envisager une telle démarche ? Par ailleurs, il avait vingt et un ans et il souhaitait se caser… C'était invraisemblable. Notre discussion me ramena instantanément aux préoccupations d'Alisha et j'eus soudain envie de m'enfuir. Honfleur continua.

— Bérénice est d'une timidité maladive, et souffre en plus d'agoraphobie sévère. Elle ne sort de chez elle que pour aller dans deux endroits : les archives de la mairie où elle travaille et le magasin Carrefour.

— Elle ne se rend que dans ces deux lieux, et c'est tout ?

Je connaissais les effets de l'agoraphobie car un des criminels que nous avions arrêtés dans le passé présentait ce trouble du comportement.

— Absolument.

— Excuse ma curiosité, mais comment tu l'as rencontrée ?

— Aux archives de la mairie… On vit ensemble depuis deux ans.

— Et comment puis-je t'aider ?

— Je sais que tu connais du monde. Tu as peut-être des contacts avec la direction de Carrefour… Parce que, tu comprends, c'est pas évident de se pointer au centre commercial et de demander une chose pareille. Je vais passer pour un imbécile.

— Je confirme. Il me semble que ce serait plus facile de convaincre ta dulcinée de sortir… sur un bateau-mouche… dans un parc… que sais-je, plutôt que d'envisager une demande en mariage entre les rayons boucherie et poissonnerie.

— Ce dont rêve le commun des mortels et ce que Bérénice est capable d'envisager sont deux choses différentes. Rien ne lui ferait plus plaisir qu'une demande en bonne et due forme dans un endroit où elle se sent bien, et je suis prêt à tout pour elle.

Je lui promis d'y réfléchir et d'étudier la liste de mes contacts. J'étais impressionné par la force de ses sentiments. Contenter la jeune femme passait bien avant le ridicule que la situation allait générer. Honfleur s'en alla et me laissa perdu dans mes pensées, estomaqué par l'incongruité de la situation. Un coup d'œil à ma montre et je réalisai qu'il était déjà 19 h 25. Je saisis le rapport du médecin légiste et le lus.

La cause de la mort ne faisait aucun doute. Une lame – longue et très fine – avait été plantée dans l'artère carotide. Roger Bural était mort en moins de deux minutes. La rose avait été déposée contre le cou, post-mortem. En dehors des hématomes provoqués par les liens qui entravaient les mains et les chevilles de la victime, il n'existait aucune autre marque de coup, de choc ou de strangulation. Et là encore, pas de traces d'ADN, ni de poils ou de cheveux étrangers au corps de la victime. Le rapport continuait en précisant un point qui méritait une attention toute particulière. Le médecin relevait la présence de sucre bio, non raffiné, dans l'estomac et la bouche de la victime. Avant de continuer, je jetai un coup d'œil au nom du légiste : Maurice Barbier. Je le connaissais bien. L'homme, assez âgé mais passionné par son métier, ne m'en voudrait pas de le solliciter si tard. Au contraire, il serait ravi de donner ses théories car il ne pouvait s'empêcher de jouer à l'enquêteur. Et j'avoue qu'une fois ou deux, il avait eu des idées intéressantes. Je le joignis sur son portable.

— Salut Maurice, comment vas-tu ?

— Je savais que tu allais m'appeler. Cette histoire de sucre, ça te titille, hein ?

Il mâchait quelque chose. Visiblement je le dérangeais en plein repas, mais il ne s'en formalisa pas.

— Avant tout, j'aimerais avoir ton avis sur la cause de la mort.

— Tu le sais, trouver l'artère n'est pas difficile. Par contre notre homme n'a donné qu'un seul coup. On ne peut pas dire qu'il se soit acharné. Ça sent le contrat ou la précision. Pour moi, y a pas de haine. Dans le cas d'un crime passionnel, les coups finissent souvent dans la tronche ou dans le cœur. L'histoire de la rose, je ne sais pas si c'est de l'humour ou une déclaration d'amour (il éclata de rire), mais notre coupable est archi-zen. Ou alors c'est un psychopathe. Je crois que t'es dans la merde.

— Il y a un truc qui est bizarre. Si je voulais éliminer un gars, je m'y prendrais autrement. La carotide, c'est pas simple à viser dans le feu de l'action.

— J'en sais rien. Mais t'as pas besoin d'aller bien loin. C'est exactement la manière dont on tuait les porcs dans les campagnes. Si ça se trouve, c'est un boucher ou un vétérinaire.

On s'éloignait et il était en train de m'influencer. Je m'en voulais de lui avoir demandé son avis. Il pouvait s'agir d'un militaire déchu, d'un commando devenu le bras armé d'une organisation mafieuse… Il existait tant d'autres possibilités. Quelle que soit l'option, le *modus operandi* confirmait la dextérité de notre tueur.

— Concernant la présence de sucre bio dans la gorge de la victime, il est très important de noter que la substance n'a pas été digérée, ajouta le légiste.

— Il a été assassiné juste après avoir entamé son petit déjeuner ?

— Je te rappelle qu'il était presque trois heures du matin. C'est pas ça. C'est comme s'il avait avalé cinq à six cuillerées à soupe de sucre, sans boisson ni aliment pour les accompagner.

— Et ?

— Le plus étrange, c'est qu'une bonne partie est restée dans son œsophage cervical.

— C'est-à-dire ?

— Il a avalé ce sucre alors qu'il était allongé, quelques instants avant de mourir. Il en avait encore entre les dents. D'après moi, le meurtrier l'a obligé à manger cette substance, puis il l'a tué.

— Tu as une explication ?

— Pas la moindre.

— Le sucre est vraiment pur ? Il n'y a pas de poison, quelque chose pour accélérer la mort, fluidifier le sang, que sais-je ?

— Rien d'autre que du sucre bio, non raffiné. Le moins qu'on puisse dire, c'est que notre type fait attention à la manière dont il nourrit ses victimes, ajouta-t-il en plaisantant.

Nous raccrochâmes. Pourquoi le criminel avait-il fait une chose pareille ? À cause de l'heure tardive, la sensation de faim se fit sentir et je me dirigeai machinalement vers le distributeur dans l'idée de me rassasier d'une barre de chocolat aux noisettes. Puis, soudain, je songeai au tueur et au sucre qu'il avait fait avaler à Roger Bural avant de l'éliminer, et j'hésitai. Pourquoi donner un tel aliment à un homme avant de le taillader ? Je glissai deux euros dans la machine et choisis un paquet de chips en le regrettant aussitôt.

Une fois dans ma Peugeot 208, j'appelai Honfleur pour lui demander de vérifier sur le SALVAC[1], dès demain, si d'autres affaires sortaient avec la même façon de procéder : un coup de couteau à la carotide et la présence d'une rose. Je décidai de ne pas préciser l'histoire du sucre, au besoin je le ferais plus tard.

Il fallait qu'il lance une première recherche sur l'Île-de-France puis une deuxième sur l'ensemble du territoire. Cette dernière prendrait beaucoup plus de temps avant de donner des résultats. Ces investigations

1. Système d'analyse des liens de la violence associée aux crimes.

en deux temps permettaient d'obtenir des réponses rapides concernant les faits de proximité.

Pour mettre toutes les chances de notre côté, je lui recommandai de remonter sur dix ans. C'était bien plus que les délais qui se pratiquaient d'ordinaire, mais je ne voulais rien laisser au hasard.

9

Ailleurs

La main est délicate, d'une blancheur qui inquiète. Les minuscules fleurs bleues du chemisier semblent poursuivre leur farandole sur les veines de sa peau. Elle noue ses cheveux en une tresse maladroite et saisit le sécateur. Elle ouvre le loquet et entre. Tandis qu'elle avance doucement, la chaleur monte à son visage. La jeune femme s'approche des roses à la couleur nacrée et compte celles qui sont en train de s'ouvrir. « Une, deux, trois, quatre, cinq, six et sept », chantonne-t-elle. Elle pivote de droite à gauche, puis elle fait non de la tête. Toutes les autres ne sont encore que des boutons. Auront-ils assez de vigueur pour s'épanouir ? Quel bonheur d'être à cet endroit, parmi les odorantes *Sweet Love*, songe-t-elle. Les fleurs préférées de sa mère qui n'est plus. Une larme roule sur sa joue. Elle lui manque tant.

Puis elle se ressaisit et se redresse avant d'essuyer son visage. En un geste sûr et définitif, elle coupe les sept roses bien ouvertes et enfouit son nez dans la corolle de l'une d'elles pour s'enivrer de son parfum.

Perdue dans ses pensées, elle ne se rend pas compte qu'on l'observe de la fenêtre. L'ombre vient de poser ses mains sur la vitre en criant : « Non ! » Mais la jeune femme est trop éloignée et n'a rien entendu. L'homme laisse tomber ses bras ballants. De toutes les manières, il n'aurait pas eu le cœur de lui interdire de les couper. Elle y trouve tant de plaisir. Il la contemple en train de prendre un vase et d'y glisser les roses en un bouquet majestueux. Il la suit du regard et attend qu'elle ait disparu, puis il descend les marches et se rend au jardin. Il espère fébrilement qu'il restera une rose ouverte.

En une fraction de seconde, il sait qu'il n'y en a plus car leur parfum a disparu. Il serre les mâchoires et respire bruyamment. La colère monte. Cette rose est importante dans le processus. Il saisit le sécateur et le lance de toutes ses forces vers le sol. L'outil se plante rageusement dans la terre. Puis l'homme fait un effort pour se ressaisir et s'oblige à fermer les yeux. Il cache sa main dans la poche de son pantalon. Le fait de toucher le papier sur lequel est écrit le nom de sa prochaine victime suffit à le rasséréner. Il avance et regarde les rosiers. Il ne reste plus que trois minuscules boutons dont l'un est couvert de pucerons. Il les écrase entre ses doigts en pestant. « J'espère que je ne serai pas obligé d'acheter une *Sweet Love* chez le fleuriste, ça attirerait l'attention », chuchote-t-il. Il hausse les épaules. Les bourgeons vont s'ouvrir, il ne doit pas s'inquiéter. C'est décidé. Il viendra quatre fois par jour pour tuer les minuscules insectes. Il n'utilisera pas de produits chimiques pour venir à bout de ces bestioles, cela risquerait d'abîmer la fleur.

Rassuré, il essaie d'estimer le jour où l'un de ces trois boutons s'ouvrira. C'est difficile à dire, la nature est capricieuse. Cela dépend de la chaleur, de l'humidité et de la vigueur de la plante. Il décide que ça n'a pas d'importance. Seul compte le sourire de la jeune femme. Il s'émerveille de la complicité qui les lie. Il va aller lui parler. Puis il se dirige vers la cuisine. Il est primordial qu'il choisisse la substance qu'il placera dans la bouche du prochain sur la liste.

Il observe la jeune femme qui lit dos à lui, dans un fauteuil baigné de pénombre. Il se demande comment elle arrive à y voir dans cette obscurité relative.

10

Le mal-être de mon demi-frère

Il était presque vingt et une heures lorsque je garai mon véhicule derrière celui de ma mère, Maria, et soudain je me rappelai qu'Alisha l'avait invitée à dîner.

J'adorais la maison d'Alisha. L'entrée donnait sur une grande cuisine où trônait une table de ferme en châtaignier qui avait vu nombre de plats en sauce et gâteaux maison. Des restes d'échalote dans un saladier et des assiettes avec un fond de vinaigrette me confirmèrent que j'arrivais trop tard pour me joindre au repas. J'étais un triple con. Pourquoi n'avais-je pas pris la peine de la prévenir de mon arrivée imminente ? Alisha respectait trop mon travail pour me déranger et elle ignorait à quelle heure j'allais rentrer. J'entendis un brouhaha venant du salon. Elles devaient discuter, confortablement assises dans les canapés, entourées par les fragrances musquées de la cheminée éteinte. Une sorte de rituel.

— Bonsoir la compagnie, dis-je en constatant que Derrone, le père d'Alisha, se trouvait là également.

Le vieil homme habitait une grande bâtisse sur le terrain qui abritait la petite maison de ma compagne. Ce havre de paix comptait plusieurs arbres centenaires. Derrone avait hérité du site grâce à la générosité d'un ami, décédé quelques années plus tôt. Il exerçait en tant que guérisseur et soignait par magnétisme. Les jours où mon propre métier me laissait un peu de répit, la foule de ses patients m'empêchait de le côtoyer autant que je l'aurais souhaité. Il avait soulagé ma mère de douleurs aux jambes, sans même la toucher. C'était aussi manifeste qu'inexplicable. Avec ses yeux de chat endormi et sa petite taille, il inspirait confiance. Il se leva et me serra la main.

— On ne t'a pas attendu.

— Vous avez bien fait.

Alisha sourit et se colla à moi.

— Excuse-moi de ne pas t'avoir prévenue, lui dis-je.

— Tu as dîné ? répondit-elle en me faisant une bise.

— Non et je meurs de faim.

— Je te réchauffe du chou farci, ajouta-t-elle en posant un plat en fonte sur la gazinière.

— J'ai fait un clafoutis aux cerises, me glissa ma mère en m'embrassant.

À l'évocation de ce gâteau, mon préféré, dans lequel elle ajoutait de l'eau de fleur d'oranger, mes papilles se mirent à saliver. C'était ça le bonheur. Une famille et un bon repas. Pourquoi Alisha voulait-elle tout gâcher en résumant notre relation à un document administratif ?

— Nathan n'est pas là ?

— Il joue.

Je m'engageai dans le couloir en direction de la chambre du gamin. J'entrouvris la porte : il sautait sur son lit en faisant des bonds de plus en plus hauts.

— Salut mon grand, qu'est-ce que tu fais ?

Nathan ne s'interrompit pas et continua de plus belle.

— Ben, tu vois bien, je saute sur mon lit.

— Tu t'arrêtes deux minutes, que je te fasse une bise ?

— Peux pas, j'en suis à cent vingt-trois.

— Et tu vas jusqu'à combien ?

— Arrête de me parler, j'arrive plus à compter.

— Très bien, je vais dire à ta mère que tu es très impoli et que tu ne dis pas bonjour.

Je me tournais vers la porte lorsque je le sentis s'agripper à mon dos comme une arapède sur un rocher. Il avait profité d'un rebond pour me sauter dessus. Tout en me serrant le cou avec ses bras, il répétait « Bonjour Yoann » sans s'arrêter.

— Tu es un voyou !

— Si tu dis rien, je te montre ma nouvelle Viviane.

Il appelait ainsi toutes les araignées dont il se faisait des amies.

— Il fait nuit, tu me la présenteras demain. Et puis je n'ai pas encore dîné.

Nathan grimpa sur son lit et se remit à faire des sauts. La douce odeur du chou cuit me chatouilla les narines et je revins à la cuisine. Une grosse part de farce entourée de verdure frisée reposait fumante dans une assiette. Le tout baignait dans un coulis de tomates aux oignons qui semblait avoir mijoté à petit feu pendant des heures. Alors que j'entamais mon repas, Derrone annonça qu'il partait se coucher. Les deux femmes de ma vie me rejoignirent à table.

Elles me donnèrent des nouvelles de Valentin Amerti, mon demi-frère avec qui j'avais toujours été en compétition. Ma mère avait croisé Véronique, sa femme.

— Eh oui, Valentin est marié, insista-t-elle.

— Je sais, ça fait presque trois ans. Si c'est une manière de dire que nous avons le même âge et que je suis à la bourre, ce n'est pas très malin. Tu sais combien je déteste que l'on nous compare.

Alisha avait probablement mis ma mère dans la confidence du projet de mariage. D'ailleurs je crus percevoir un échange de regards complices. Elles allaient me gâcher mon repas.

— Valentin est en dépression, ajouta Alisha, comme pour faire diversion.

— C'est parce qu'il est marié, dis-je en éclatant de rire.

Elles soufflèrent en levant les yeux au ciel en un mimétisme parfait.

— Je plaisante… Il a été muté à la section antiterroriste suite à une connerie. Ça lui passera.

— Je crois que c'est plus complexe que ça, répondit ma mère. Et je ne serais pas étonnée que ça te concerne.

— Il doit se sentir merdeux d'avoir attendu trente ans, une putain de prescription, avant de m'avouer que ses parents ont tué mon père !

— Arrête de faire comme si Valentin y était pour quelque chose, dit calmement Alisha. Je te rappelle que ton père était également le sien et qu'il l'a très peu connu.

— Elle a raison. Va le voir, proposa ma mère. Je suis convaincue que Véronique n'a pas croisé mon chemin par hasard. Elle voulait me transmettre un message à ton attention.

— Et d'après toi, c'est quoi ? demandai-je en découpant une tranche de pain de campagne pour saucer le reste de coulis de tomates.

— Il me semble que Valentin se sentirait mieux si vous vous parliez à nouveau.

Je me servis deux parts de clafoutis aux cerises sans rien ajouter. La saveur des griottes et de la fleur d'oranger ne supportait aucun commentaire.

En partant, ma mère me prit le bras et me chuchota en souriant : « Que tu n'aies pas encore pensé à te marier, c'est bien dommage, mais qu'est-ce que tu attends pour me donner des petits-enfants ? Je suis sûre qu'Alisha en rêve… »

Elles s'étaient donné le mot !

— Maman, ne t'en mêle pas, s'il te plaît…, soufflai-je.

Un peu plus tard, Alisha me rejoignit sous la douche et nous fîmes l'amour. Alors que je me séchais, une idée s'imposa. Prenait-elle encore la pilule ? Dès qu'elle fut en train de lire, couchée dans notre lit, je revins dans le salon et fouillai dans son sac à la recherche d'une plaquette de pilules entamée. Il n'y en avait pas.

11

Prélude à la mort

Je revins dans la salle de bains et me postai devant le placard à pharmacie d'Alisha. Trouver la boîte vide d'une pilule contraceptive aurait suffi à me rassurer. Tout en déplaçant les flacons de parfum, les bouteilles de sirop et une boîte de paracétamol, je me demandais qui pouvait en vouloir à ce point à Roger Bural. C'est alors que j'eus l'impression d'entendre une voix me parler. Je sursautai en me retournant, certain qu'Alisha m'avait surpris en train de fouiller dans ses affaires. Mais il n'y avait personne. Je me tournai vers le miroir, sans rien faire d'autre qu'observer mon reflet, lorsque j'entendis à nouveau un chuchotement imperceptible qui disait quelque chose comme « mais il ment », ou plutôt « médicament ». Mon cœur accéléra la cadence. Je devenais fou ! À cause de la peur et de l'incompréhension, mon front se couvrit d'une moiteur désagréable. Quelque chose d'invisible me parlait de médicaments… Je pris une serviette pour m'éponger le visage et comme cette sensation de présence bizarre persistait, je m'aspergeai d'eau froide, espérant reprendre mes esprits. Il existait une explication rationnelle. L'absence de piste sérieuse liée à ce crime me perturbait et j'étais à vif. Il devenait urgent que je dorme.

J'étais allongé dans notre lit, endormi, tourné sur le côté vers le dos d'Alisha, quand soudain des pas feutrés me réveillèrent, comme si on entrait dans la chambre en essayant de faire le moins de bruit possible. Puis plus rien. Je soulevai la tête de l'oreiller pour mieux percevoir les sons et coupai ma respiration. Mes yeux fouillaient désespérément l'obscurité. Les battements de mon cœur tapaient violemment dans mes tempes. Le souffle régulier d'Alisha envahissait la pièce. Je reposai ma tête sur l'oreiller, en me disant que j'avais dû rêver. C'est alors qu'une faible lueur attira mon attention. Dans un halo de poussière, je reconnus la femme de mon rêve, celle à la longue tresse brune coiffée sur le côté. Elle semblait âgée d'une trentaine d'années, mais le temps d'une seconde, elle parut un peu plus vieille. Son image se brouilla. Elle avançait vers moi, les sourcils froncés, l'air en colère. J'étais comme paralysé. Elle se pencha sur moi et prononça à nouveau : « Médicaments. » Complètement effrayé, je me levai d'un bond en criant. Et aussitôt j'allumai la lampe de chevet. Il n'y avait personne.

— Qu'est-ce qui se passe ? me demanda ma compagne d'une voix endormie.

— Un cauchemar.

Je consultai ma montre : quatre heures du matin. Persuadé que je n'arriverais pas à retrouver le sommeil, je pris mes vêtements, éteignis la lumière et me dirigeai vers le couloir en faisant très doucement. J'ouvris la porte et sursautai à nouveau. Nathan se trouvait là, immobile, les yeux ouverts malgré la pénombre, une immense peluche de serpent sous le bras. La lune qui décroissait s'était frayé un chemin à travers le vasistas de la salle de bains et colorait la peau du gamin d'un bleu pâle inquiétant.

— Qu'est-ce que tu fais là ? murmurai-je.

— Je t'ai entendu crier à cause du fantôme…

— Du… Quel fantôme ? bafouillai-je.

— Nathan, que fais-tu debout à cette heure ? demanda Alisha.

Elle avait allumé le plafonnier et se tenait assise dans le lit.

— Non, mais…, opposai-je en espérant poursuivre la conversation avec le gamin.

— Demain tu as école et tu vas être fatigué, recouche-toi, j'arrive pour te border.

— Je l'ai réveillé en criant, laisse, je m'occupe de lui.

— C'est bon, je suis debout, dit-elle en me tapant gentiment sur l'épaule.

Je n'avais plus qu'une chose à faire, filer au bureau. La journée allait être longue mais j'étais pressé d'avancer. Je ne voulais plus penser à ces rêves inquiétants et à la phrase étrange de Nathan qui semblait avoir perçu une partie de ma vision.

La circulation était quasi inexistante et je me garai dans le parking du troisième DPJ, à presque cinq heures du matin. Je grimpai les escaliers sans rencontrer âme qui vive. J'allais bénéficier de quelques heures au calme avant que la ruche ne s'éveille. En passant devant le bureau de Ponstain, mon regard fut attiré par une lumière rouge qui clignotait. L'imprimante manquait de papier. Je posai mon blouson sur le dos de ma chaise et partis chercher une ramette dans le placard à fournitures. Lorsque le tiroir fut approvisionné, j'appuyai sur OK pour enclencher l'impression et allai au distributeur de l'étage inférieur pour m'acheter des madeleines, une barre de chocolat et un café. Mon « tiroir » aussi était vide et avec la fatigue, j'allais carburer au sucre…

En remontant, je m'arrêtai devant l'imprimante et saisis les documents. Je constatai avec stupéfaction qu'il s'agissait des résultats de la recherche menée par Honfleur. Dieu sait comment, il avait réussi à lancer le SALVAC à partir de chez lui ! Les fichiers de police n'étaient pourtant pas reliés à Internet, pour des raisons de confidentialité. Ce génie de l'informatique avait dû trouver un moyen de passer outre.

Une autre affaire répondant aux critères élargis de « meurtre », « couteau », « poignard », « carotide », « cou » était sortie en grande banlieue parisienne. En lisant les éléments de l'enquête, je découvris avec jubilation que le *modus operandi* s'avérait identique à la manière dont Roger Bural avait été éliminé. Cela concernait le patron d'une société de communication située à Ury, à soixante-dix kilomètres au sud de Paris. Je me souvins d'avoir entendu parler, plusieurs mois auparavant, de ce crime non résolu. L'homme, quarante et un ans, avait également reçu un coup de couteau au cou. Il n'était pas fait mention d'une rose ni d'une substance laissée dans la bouche de la victime, mais je n'avais accès qu'à un résumé succinct de l'affaire.

12

Confirmation

Marc Honfleur arriva au bureau et je le félicitai chaudement pour son initiative de la veille qui nous avait fait gagner une matinée. Tout en m'adressant à lui, je notai sur un post-it de chercher dans mes contacts un responsable de magasin Carrefour afin de répondre à sa sollicitation au plus vite.

Je regardai ma montre en me convainquant d'attendre une heure décente avant d'appeler le SRPJ de Versailles qui suivait l'affaire d'Ury. À neuf heures, je laissai un message au commandant chargé de l'enquête. Douze minutes plus tard, il me rappela. Christian venait d'arriver et je lui fis un signe pour qu'il vienne écouter en silence. En temps normal, j'aurais mené la discussion sans en informer Honfleur de manière qu'il continue à mener ses investigations de son côté, mais le petit nous portait chance et sa présence s'imposait désormais. J'interrompis donc la communication quelques secondes pour appeler Marc.

Il arriva avec un sourire, le dos un peu moins voûté que d'habitude.

Je pris en note tout ce que le commandant nous dicta. Le groupe en charge de l'affaire était dans une impasse totale. L'homme qui avait été tué s'appelait Jules Mica, il dirigeait une société de communication qui avait le vent en poupe. Divorcé depuis dix ans. La santé financière de sa société était excellente. Ses deux fils de dix-huit et vingt ans ne vivaient plus chez lui et ils avaient reçu leur quote-part sous forme de donation, bien avant le décès de leur père. De fait, ils n'attendaient pas d'héritage. La question « à qui profite le crime » restait sans réponse. Le bornage téléphonique n'avait rien donné, signifiant que le criminel avait éteint son téléphone à proximité du lieu. Ils avaient étudié différentes pistes qui s'étaient toutes révélées stériles. Faute de nouveaux éléments, l'enquête tournait court. Je le questionnai sur le compte rendu du médecin légiste. Avait-il trouvé une substance particulière dans l'estomac de la victime ? Le commandant prit le temps de consulter le rapport, puis affirma qu'il n'y avait rien de notable.

— Qu'est-ce que vous cherchez ?

— Le nôtre avait du sucre bio non raffiné entre les dents et jusque dans l'estomac. Pas eu le temps de digérer. Et on se demande ce que ça vient faire là.

— Ah, maintenant que t'en parles, le toubib avait tout de même noté la présence de jus d'orange…

— Dans l'estomac ou dans la bouche ?

— Les deux. À l'époque, il avait conclu à des remontées gastriques dues à la peur. Du jus de fruit qu'il aurait avalé un peu avant le crime. Mais ce que tu me dis donne un nouvel éclairage.

La substance avait-elle été ingérée de force juste avant la mort, dans un but que nous ignorions, ou s'agissait-il d'une boisson que Jules Mica avait bue de lui-même ? Les deux options étaient envisageables.

— Autre chose ?

— Non. À quoi tu penses ?

— Une rose.

Il y eut un silence coupé par des pages qu'il tournait avec vigueur.

— Une rose ? répéta-t-il.

— T'as quelque chose ?

— Putain, où est-ce que c'est noté, je le retrouve pas.

— Raconte.

— Ah, je l'ai. On a bien trouvé une rose à côté du cadavre mais le chien du voisin était entré dans la maison par la véranda, avant qu'on arrive. Il jouait avec cette fichue fleur et mâchouillait la tige comme un fou. Son maître nous a expliqué qu'il lui lançait sans arrêt des petits bouts de bois à aller chercher. Bref, on n'a jamais trouvé de vase et on ne savait pas où il avait déniché la fleur. Figure-toi que lorsqu'on est arrivés, il y avait plein de pétales rose pâle qui constellaient la tache de sang. Et des traces de pas du chien dans toute la maison. Il avait marché dans l'hémoglobine.

— Le chien avait balancé les pétales en jouant ?

— Y en avait partout.

— Et vous avez déterminé de quelle espèce florale il s'agissait ?

— Franchement, on n'a même pas essayé. Pour nous, la rose n'avait rien à faire là. C'est le chien qui l'avait apportée.

Nous ne saurions jamais si le meurtrier avait également planté la tige dans le cou de sa victime. Avant de raccrocher, je demandai au collègue de nous envoyer par mail la liste des personnes interrogées afin de vérifier si un nom apparaissait en doublon, sur son enquête et sur la nôtre.

Cette absence de piste apparente, de même que l'arme utilisée (un couteau long et fin planté dans la carotide), ainsi que la substance dans la bouche confirmaient avec évidence le lien entre les deux meurtres. La présence systématique de la rose pouvait nous laisser croire au « fétichisme » d'un serial killer, une sorte de symbole. Il nous fallait débattre ensemble afin d'émettre des hypothèses. Nous nous installâmes dans la salle de réunion avec Christian et Honfleur.

— On va dire tout ce qui nous vient par la tête et je le note. Je propose que l'on commence par la rose. C'est l'élément le plus improbable sur notre scène de crime.

Il ressortit de notre discussion que la fleur pouvait être une allégorie de l'amour, un lien avec une femme, une vengeance amoureuse ou encore l'œuvre d'un fou. *Sweet Love* signifiait « amour tendre », mais si l'on dissociait les deux mots, *sweet* voulait dire « sucré » et *love*, « amour ». C'était intéressant dans la mesure où les deux substances laissées dans la bouche des victimes avaient pour seul point commun d'être composées de sucre. Christian proposa de regarder si le laboratoire fabriquait des médicaments liés à cette substance, contre le diabète par exemple. Cette piste présentait néanmoins un défaut : on ne pouvait la relier avec le décès du directeur de l'agence de communication. Les seuls éléments dont nous étions sûrs, nous les devions à la vidéo du parking. Notre meurtrier était un homme de type européen âgé de trente à soixante ans.

Au bout de deux heures de réflexion, nous fûmes interrompus par l'arrivée d'un mail du commandant du SRPJ de Versailles. Une surprise de taille nous attendait : Mélanie Bural, la fille de Roger Bural, avait été entendue par téléphone par les gars du SRPJ en qualité d'ancienne proche. La jeune femme avait été la maîtresse de Jules Mica dix ans plus tôt. Le compte rendu indiquait qu'elle était partie s'installer au Burkina Faso peu après leur rupture, mais cela n'avait pas empêché Mica de divorcer de sa femme dans la foulée. Mélanie Bural n'avait pas été inquiétée après le décès de son ex, car leur liaison était terminée depuis longtemps et sa présence avérée en Afrique lui assurait un solide alibi. Voilà qui était néanmoins très intrigant : une jeune femme avait perdu son ex-amant et son père, assassinés de la même manière, à trois mois d'intervalle. Dernier point, non négligeable, le chauffeur de son propre père était décédé en Afrique, précisément dans la région où elle habitait. Était-elle également impliquée dans cette affaire ?

Une fois que j'eus partagé mes interrogations avec mes collègues, Christian annonça :

— La fille Bural est le point commun entre ces deux morts non résolues et le décès étrange du chauffeur !

— Ce serait bien que de simples hypothèses ne deviennent pas des affirmations, juste parce que tu as envie d'aller vite.

— Je suis désolé, mais tu ne peux pas nier qu'elle est le seul lien entre les trois.

Sa propension à prendre des raccourcis m'énervait tant que cela m'incitait à dire le contraire de ce que je pensais. Et c'est curieusement ainsi que notre binôme fonctionnait le mieux. Parce que cela m'obligeait sans cesse à me remettre en question.

— Oui. Mais n'oublie pas que le chauffeur est mort empoisonné, pas égorgé. L'important est de savoir pourquoi Mélanie est partie à plus de cinq mille kilomètres de son pays natal et de comprendre ce que cela cache.

Nous devions creuser l'histoire de l'empoisonnement du chauffeur, aborder la mort de son ex et celle de son père. J'avais ainsi trois excellentes raisons de convaincre la juge de me laisser partir en Afrique avec une commission rogatoire internationale.

13

Les hommes intègres

Je regardai ma montre : 13 h 35. J'appelai Bixente et lui demandai de me préparer un sandwich et une part de dessert. Dix minutes plus tard, j'étais à nouveau à mon bureau en train de savourer une tortilla aux poivrons et chorizo, agrémentée de feuilles de salade et de moutarde forte, le tout déposé sur une grosse tranche de pain de campagne. Il avait glissé une orange et une banane dans le petit sac. Une fois repu, je relus mes notes pour m'imprégner de l'ensemble et montai au huitième étage voir le commissaire.

Hervé Filipo partait déjeuner et nous nous croisâmes dans les escaliers. Comme à l'accoutumée, il était suivi par ses deux chiens. Le taulier ne voulait pas d'enfants, il préférait les animaux dont la fidélité, quoi qu'il fasse, lui était acquise. Ce qui expliquait sans doute la raison pour laquelle il appelait ses bergers australiens Jean-Luc et Xavier. Malgré l'incongruité de l'utilisation de ces prénoms masculins pour nommer ses toutous – prénoms pourtant plusieurs fois représentés dans le personnel de la brigade –, personne n'y trouvait à redire. Je lui expliquai vouloir faire un point avec lui avant d'aller trouver la juge pour une demande de CRI. Conscient de l'importance de cette enquête, il repoussa l'heure de son repas pour m'entendre et nous remontâmes à son bureau. Jean-Luc le suivait, collé à sa jambe. Il avait les poils longs et blancs avec des taches noires et fauves sur le dos et jusque sur la truffe. Ses yeux bleus, identiques à ceux de son maître, lui donnaient un air complice. Xavier présentait une dominante noire et semblait très joueur. Les deux animaux n'aboyaient jamais et respiraient l'intelligence. C'était curieux comme la présence de ces chiens disciplinés nous rendait calmes et bienveillants.

Après avoir lu le compte rendu, Filipo et moi-même décidâmes d'étoffer le dossier pour donner toutes les chances à notre requête face à la juge. Nous allions notamment confronter les dires du gardien concernant l'empoisonnement du chauffeur avec ceux d'une autre personne de l'entreprise. Il était impératif que ces arguments soient étayés par les résultats de l'enquête menée à l'époque.

Christian avait eu la bonne idée de demander, dès le premier jour, un extrait de casier judiciaire de l'ensemble du personnel du laboratoire Bural. Les conclusions étaient tombées très vite car il n'y avait qu'une seule personne à en présenter un qui ne soit pas vierge : Paul Lucinot, le gardien en chef. D'après le rapport, il avait fait un an de prison pour homicide involontaire avant d'être finalement disculpé. Il s'était trouvé au mauvais endroit au mauvais moment, et comme il était réputé bagarreur, le délit de sale gueule avait joué contre lui. L'affaire remontait à ses dix-neuf ans, il n'avait plus jamais eu de problèmes avec la justice. N'empêche que notre idée de comparer son témoignage à celui d'une autre personne s'imposait plus que jamais.

Je filai au laboratoire pharmaceutique et demandai à rencontrer de nouveau Bruno Vez, le sous-directeur. Dans le hall d'entrée, le chauve marcha vers moi avec une fierté toute particulière. On aurait dit un coq dans une basse-cour. La disparition de son tyrannique patron devait lui donner des ailes. Il me tendit deux feuilles de papier comportant une liste de noms accompagnés de numéros de téléphone. Nous nous installâmes dans une salle de réunion et il m'expliqua que Roger Bural avait offert un téléphone portable aux cadres de l'entreprise. Service commercial, ingénieurs, chefs de service, staff directoire, ils avaient tous accepté le cadeau.

— De cette manière, me dit-il, si un malheur arrivait, espionnage industriel ou cambriolage, nous pourrions aisément contrôler l'endroit où chaque personne se trouvait à l'heure fatidique, grâce au bornage téléphonique.

— Le bornage est une affaire de justice, il ne pouvait pas…

— Il pouvait. M. Bural avait des relations là où il fallait et nous avons les moyens, dès aujourd'hui, de connaître l'endroit où se trouvaient toutes les personnes de cette liste la nuit du crime, moi y compris, ajouta-t-il en souriant. Mais dans la mesure où je ne connais pas l'heure précise, je préfère vous confier la tâche.

— Autre chose que je devrais savoir concernant ces téléphones ?

— À quoi pensez-vous ?

— Un système d'écoute, des micros…

— Non. M. Bural n'était pas idiot. Offrir un téléphone n'est pas interdit, espionner, si. Par ailleurs, je ne pense pas vous apprendre qu'un téléphone n'a pas besoin d'être équipé d'un micro pour divulguer une foule de renseignements sur son propriétaire.

Je ne voyais pas de quoi il parlait. Visiblement, il en savait plus que moi.

— Je ne suis pas au top de la technique dans ce domaine, concédai-je.

Il leva les épaules en souriant. Ce n'était plus de la fierté mais de la jouissance. Il pérorait.

— Je vous accorde que nous sommes très bien conseillés. M. Bural savait s'entourer d'experts de toutes sortes. On nous a expliqué que l'on peut décrypter la vie d'une personne sans jamais la rencontrer, à partir de sa liste d'appels téléphoniques. Inutile d'écouter les conversations. On peut tout savoir d'une personne et déterminer avec certitude lorsqu'elle tombe amoureuse, par exemple.

— Comment ?

— On se met à passer des coups de fil à minuit ou à trois heures du matin, juste après avoir quitté son nouvel amour. Quinze textos d'affilée, ça signifie « Je t'aime, moi aussi et tutti quanti ». Le dimanche, on appelle sa famille. Le meilleur ami ou la bonne copine, c'est celle qu'on sollicite en fin de journée, juste avant de rentrer chez soi, en conduisant. Tout ça, ce sont des statistiques, ils n'ont pas besoin du contenu des appels. La durée de chaque coup de fil donne de sérieuses indications. Une heure non stop, c'est une femme ou un gamin. Avec le nom et l'âge de celui qui les passe, ils émettent des hypothèses. Ce que je veux dire, c'est que l'utilisation du téléphone nous rend extrêmement prévisibles. Et c'est un outil dont M. Bural souhaitait se servir, le cas échéant.

— Et cet expert travaille ici ?

— Pas du tout. Sa société est en province. Nous l'avons rencontré pour qu'il nous explique le procédé mais nous ne l'avons jamais sollicité.

— C'était une garantie, s'il se passait quelque chose de grave ?

— C'est exact.

— Alors pourquoi me confiez-vous cette liste ? Avec votre spécialiste en téléphonie, vous n'avez pas besoin de moi.

— Cela nous coûterait une fortune et je préfère que les deniers publics s'en chargent. Et si je prends les devants aujourd'hui, c'est pour nous faire gagner du temps. Le jour où vous aurez découvert l'assassin de M. Bural, nous pourrons reprendre notre activité normalement.

— Que craignez-vous ?

— Dans l'univers pharmaceutique, la moindre fausse note peut porter préjudice à notre notoriété. Le meurtre de notre patron vient de provoquer une terrible dissonance. Par ailleurs, la personne qui a tué M. Bural n'a peut-être pas achevé son travail. Et si des employés haut placés de l'entreprise étaient également des cibles potentielles ? Notre intérêt à tous est que les choses rentrent dans l'ordre. Ce sera possible le jour où le coupable sera sous les verrous.

— Bien. Il y a un point sur lequel je souhaiterais revenir. La dernière fois que nous nous sommes vus, vous avez évoqué un événement dont se servait votre patron pour asseoir son autorité. Vous pouvez m'en dire plus ?

Lui aussi m'expliqua que Roger avait radicalement changé d'attitude après un voyage au Burkina Faso en 2013.

— Après la mort de son chauffeur, il est devenu encore plus glacial, un tyran. Personnellement, je ne suis pas arrivé à une conclusion satisfaisante.

— C'est-à-dire ?

— Était-il bourreau ou victime ? Je n'ai jamais su s'il avait peur ou s'il était, au contraire, à l'origine de cette paranoïa que nous éprouvions à son contact.

— Vous me disiez qu'il en jouait ?

— Absolument. Il avait acheté deux statuettes africaines au faciès effrayant et il ne pouvait s'empêcher de les manipuler. Elles avaient des aiguilles plantées sur le corps et une large pique au bout du menton. La moitié du personnel craignait de se rendre dans son bureau à cause de ça.

— Vous avez bien conscience que si, demain, je me mettais à tripoter une figurine de bois, aucune personne de mon entourage n'en viendrait à penser que je leur veux du mal !

— Mettez-vous à leur place. Le chauffeur était mort. Ils le connaissaient tous. Et M. Bural ne faisait aucun effort pour tenter de se disculper.

— Donc il utilisait la mort du chauffeur pour imposer son autorité.

— Exactement. Mais le plus étrange, c'est que lorsqu'il est revenu du Burkina Faso, l'envie d'entreprendre qui ne l'avait jamais quitté avait comme disparu.

— C'était flagrant ?

— Il faut l'avoir connu pour savoir que ce changement d'attitude était inexplicable.

— Quels rapports entretenait-il avec sa fille ?

— Conflictuels, à ce qu'il paraît. C'est une rebelle, elle en veut à la terre entière. Elle ne s'entend avec personne.

— Qu'a donné l'enquête liée à la mort du chauffeur ? C'était un ressortissant français, j'imagine que le consulat s'en est mêlé et que la PJ a envoyé des observateurs.

— Le Burkina Faso est une ancienne colonie française. C'est un sujet que je connais bien, Roger m'avait demandé une étude précise avant d'envisager d'y mettre un pied. Le nom du pays signifie littéralement « les hommes intègres ». Depuis leur indépendance en 1960, ils se sont évertués à s'inspirer du modèle français. Ils ont parfaitement réussi à copier notre lenteur et la lourdeur administrative qui l'accompagne. Par ailleurs, il y a une partie occulte qu'on n'évoque jamais, mais qui est néanmoins très présente. Ce sont les cultes animistes, la magie noire et tout ce tralala dont nous parlions à l'instant. Je vous assure que ces trucs-là rendent opaque toute mort suspecte.

Le gardien en chef et le sous-directeur racontaient la même chose. L'Afrique et ses mystères avaient empêché d'y voir clair sur ce décès. J'empochai la liste des cadres de l'entreprise « fichés » par Bural afin de demander un bornage sur l'ensemble de ces numéros et téléphonai à Christian pour savoir s'il avait reçu une copie du dossier « Empoisonnement du chauffeur François Mormont » des archives centrales de la police. Comme il venait de le récupérer, il m'en lut les grandes lignes. Le rapport faisait état d'un conflit entre le père Bural et sa fille Mélanie concernant la conception même de l'entreprise, mais aucun lien n'existait entre elle et le chauffeur. Mélanie Bural demeurait absente au moment des faits et possédait un solide alibi puisqu'elle avait été hospitalisée pendant quarante-huit heures suite à une méchante dysenterie. Le corps médical avait, à l'époque, confirmé et précisé les faits.

Son état de santé avait été préoccupant durant deux jours avant que tout rentre dans l'ordre. Son père avait été sérieusement suspecté pour le décès du chauffeur mais on n'avait rien pu retenir contre lui. L'empoisonnement s'avérait l'hypothèse la plus vraisemblable mais la substance n'avait pas été identifiée.

14

La juge

J'avais assez d'éléments pour solliciter la juge et obtenir une commission rogatoire afin de partir au Burkina Faso. Je débarquai au Palais de justice, grimpai les trois étages qui menaient au pénal et attendis devant la porte numéro 361 qu'elle finisse l'audition d'un témoin. Puis le greffier me fit entrer dans le bureau d'Emma Singer. En dehors de huit piles de dossiers de couleurs différentes posées sur sa table et sur une commode en acajou, l'espace était aussi spartiate que chic. Elle avait du goût. Le tableau imposant d'une pleine lune en noir et blanc semblait transmettre un message subliminal. Connaissant le soin avec lequel elle choisissait ses mots, sa décoration et jusqu'à ses vêtements, le message, destiné aux inculpés, s'annonçait clair : une fois introduit dans ce bureau, vous ne reverrez peut-être pas le soleil de sitôt.

La présence de l'auxiliaire de justice ne me dérangeait pas, au contraire. C'est peut-être ce qui expliquait l'attitude studieuse d'Emma. Elle se tenait droite et concentrée en m'écoutant lui relater les avancées de notre enquête et ponctuait mes propos en lisant mon rapport, tout en hochant la tête sans dire un mot. Mais une fois que l'homme eut fini de ranger ses documents et fut sorti, son attitude changea du tout au tout. Elle balaya en arrière une mèche invisible de ses cheveux bruns, plongea son regard bleu dans le mien et pencha la tête de côté. L'atmosphère se réchauffa d'un coup. Elle ne disait toujours rien et c'est ce qui me troublait. Mon imagination pouvait s'autoriser le plus grand des possibles. Mon rythme cardiaque s'emballa. Je me focalisai sur l'enquête pour ne pas céder à une excitation bêtement mécanique.

— Où veux-tu en venir ? demanda-t-elle soudain.

Durant une seconde, je fus perdu. De quoi parlait-elle ? Elle changea de position sur son fauteuil et son pied effleura le mien. J'étais certain que cet égarement ne devait rien au hasard. Cela eut le mérite de me faire revenir sur terre.

— Mélanie Bural n'est pas claire. Trois meurtres autour d'elle, ça fait beaucoup. Je veux l'interroger, en face à face, pour me faire une idée. Au téléphone, les sensations sont faussées.

La juge se leva et se positionna dans mon dos.

— Parce qu'en termes de sensations, tu es un expert…

J'ignorais si elle était sérieuse ou si elle souriait, s'il s'agissait d'une question ou d'une affirmation.

Mais quel qu'en fût le sens profond, son jeu de séduction continuait.

— On est tous logés à la même enseigne, répondis-je afin de couper court à son manège, on ne résout pas une affaire par téléphone.

— Et tu crois qu'en voyant la fille Bural, tu vas mettre un point final à cette enquête ? répliqua-t-elle d'un ton légèrement agressif.

Chaud et froid. Emma Singer ne devait pas apprécier que je reste insensible à sa parade amoureuse.

— Sans preuve du contraire, c'est une hypothèse qui tient la route. Son père décède et elle ne vient même pas aux obsèques, tu avoueras que c'est curieux ! Tant que je n'y serai pas allé, nous ne saurons pas où s'arrête son implication dans ces trois morts. D'ailleurs, quel que soit le côté par lequel on prend cette affaire, tout pointe vers l'Afrique !

— Je ne vais pas te faire un dessin, Yoann. Tu sais bien que la direction de la police judiciaire aurait préféré que je saisisse la Crim'.

— Mais tu ne l'as pas fait et heureusement !

— OK, mais…

— C'est toi qui décides et c'est comme ça. Basta !

— Toi, tu es convaincu que j'ai bien fait.

Elle marqua un léger temps d'arrêt avant de continuer.

— Je suis convaincue de la même chose… Mais pour que tout le monde en convienne, il me faut des billes. Vite !

Elle martelait chaque nouvelle phrase en tapant doucement du poing sur la table.

— Je veux un coupable, des aveux, et pas seulement des hypothèses qui nous mènent au fin fond de l'Afrique.

Je me levai et me postai face à elle, la fixant dans les yeux. Surprise, elle recula légèrement et saisit un dossier au hasard pour se donner une contenance.

— J'ai obtenu cette affaire grâce à toi, c'est évident, ajoutai-je d'une voix très calme. Mais tu sais également que tant qu'elle est entre mes mains, elle a plus de chances d'être résolue.

— Tu es d'une prétention hallucinante !

— Non. Je sais ce que je vaux. J'ai le taux d'élucidation d'enquêtes le plus élevé des trois brigades.

— Ah ! c'est sûr qu'entre tes propres enquêtes et celles que tu piques à la Crim', ça te donne plus de chances d'atteindre les quotas…

— Bon, Emma, tu me gonfles !

— Ne me parle pas ainsi ! hurla-t-elle.

Elle déposa le dossier sur la pile et s'approcha de moi en me saisissant doucement par le bras.

— Pourquoi on n'irait pas dîner quelque part, toi et moi, un soir ? ajouta-t-elle en minaudant de nouveau.

On y était. En femme bafouée, elle avait joué les bouledogues. J'avais fait profil bas. Alors elle m'avait confié l'enquête en espérant reprendre notre relation. Depuis le début je le savais et je jouais les aveugles. Il me fallait être ferme. Alisha ne méritait pas que je la trompe.

— Tous les yeux du 36 sont rivés sur nous parce qu'ils veulent comprendre pour quelle raison j'ai hérité de cette enquête à leur place. Alors pour l'instant on la joue discret si ça ne t'embête pas, dis-je en me dégageant.

La fermeté d'une guimauve.

Elle se rassit en fronçant les sourcils et je décidai d'arrondir les angles. Si le « bouledogue » choisissait de me dessaisir, cette décision serait irrévocable.

— Mais je ne suis pas un ingrat, dès qu'on sort le nez du potage, je t'invite. Promis.

Pitoyable.

Elle me fixa sans sourire, avec un regard mi-charmeur mi-iceberg.

— Tu connais les règles du jeu, Clivel. Ne t'avise pas de me demander l'impossible sans contrepartie. Je ne le tolérerai pas. Cette fois-ci, c'est moi qui déciderai quand tu me lâcheras. Ça ne se passera pas autrement.

Elle voulait sa revanche. En m'accordant l'enquête, elle se vengeait deux fois. Contre la Crim' qui ne l'avait pas informée d'un point important dans une autre affaire, et contre moi qui l'avais salement plaquée des années plus tôt. Est-ce que cette enquête méritait que je fonce dans le mur sur le plan sentimental comme professionnel ? Oui. On ne se refait pas.

— Je prépare la commission rogatoire internationale pour le Burkina Faso. Reste dans le coin, je t'appelle quand elle est prête.

Je hochai la tête et sortis sans demander mon reste.

Un coup d'œil à ma montre : 18 h 53. Que pouvais-je faire en attendant son coup de fil ? Le Palais de justice se trouvait à trois cents mètres de la Crim'. J'eus envie de prendre des nouvelles de Valentin. Malgré sa mutation à la SAT, il avait certainement gardé des contacts auprès de ses anciens collègues. Je longeai le quai des Orfèvres, hésitant une dernière fois, puis me dirigeai vers le 36. Je présentai ma carte aux hommes du poste de garde et traversai la cour pavée tout en me demandant si ça ne serait pas perçu comme de la provocation. Pourquoi fallait-il toujours que j'aille au-devant des emmerdes ? Même lorsque j'étais dans les clous et qu'une juge me confiait normalement une affaire, je courais narguer les collègues qui l'avaient perdue. Tant pis. Trop tard pour rebrousser chemin. J'accélérai en montant les marches et me dirigeai vers le secrétariat de son ancien groupe de la Crim'.

— Bonjour, Yoann Clivel, major au troisième DPJ, dis-je à une jeune femme en lui présentant ma carte. J'ai un de mes vieux potes, le capitaine Valentin Amerti, qui a bossé quinze ans ici. Il est à la SAT maintenant. Vous avez des nouvelles ?

— Indirectement, répondit-elle en hochant la tête. Ça fait un moment qu'on l'a pas vu.

— Il fait la gueule ?

— Il est malade, à ce qu'on m'a dit.

Aussitôt je regrettai ma remarque.

— Ah, merde ! Qu'est-ce qu'il a ?

— On sait pas trop. Y en a qui parlent de dépression mais franchement, on n'en sait rien. Il n'a pas précisé quand il reviendrait.

J'avais beau avoir été mis au courant par ma mère, je réalisai n'avoir pas pris l'information au sérieux. Valentin en dépression ! S'il y a bien quelque chose que je n'imaginais pas venant de lui, c'était ça. Mon demi-frère ne vivait que pour son boulot. Il aimait se sentir utile. Comment en était-il arrivé là ? Est-ce que le fait d'avoir quitté les affaires de droit commun avait suffi à le miner ?

Je quittai la Crim' et m'adossai à un platane qui longeait la Seine. Pour passer le temps, je pris mon téléphone et appelai Alisha.

— C'est amusant, je pensais à toi, me dit-elle en guise de bonjour.

— C'est normal, on est connectés.

— Tu viens à la maison ce soir ?

— Non, parce que… enfin, non.

— Tu n'es pas de permanence cette semaine !

— Non, mais j'ai du boulot.

J'ignorais pourquoi je refusais de la voir ce soir. Quelque chose au fond de moi ne transigeait pas. C'est comme si je me l'interdisais. Cela avait-il un rapport avec son souhait de se marier ? Avec l'absence de plaquette de pilules dans son sac à main ? Ou la perspective de revoir Emma Singer un peu plus tard dans la soirée ?

— Tu me manques, Emma…, dis-je sans réfléchir.

— Emma ? s'écria Alisha. C'est qui ?

Bordel de merde… Penser à une fille alors que je parlais à une autre ne me réussissait pas.

— Personne, excuse-moi.

— Pourquoi tu m'as appelée Emma ?

— Alisha, n'en fais pas tout un fromage, s'il te plaît. C'est un lapsus idiot. La juge qui s'occupe de l'affaire s'appelle Emma Singer et j'attends son appel d'une minute à l'autre pour obtenir une CRI, c'est tout.

— Ah, tu m'as fait peur.

Elle marqua une pause avant de continuer.

— Elle est jolie ?

— Oui, c'est une belle femme mais ne t'inquiète pas. Elle ne m'intéresse pas. C'est juste qu'on risque de finir tard, c'est tout. Je t'aime, Alisha.

Il avait fallu cet égarement pour que je me décide à lui avouer mon amour. Je n'en revenais pas. En deux ans, c'était la deuxième fois que je m'autorisais à lui déclarer mes sentiments.

— Eh bien ! Tu peux refaire des lapsus quand tu veux… Moi aussi, je t'aime, Yoann. À bientôt, mon chéri.

Elle raccrocha et mon cœur se gonfla de bonheur. Cette fille était géniale. Pourquoi n'arrivais-je pas à m'investir sérieusement dans notre relation ?

Je glissai mon téléphone dans la poche arrière de mon jean lorsqu'il vibra. Un coup d'œil à l'écran. La juge. Instantanément, je me sentis fébrile. Mes mains devinrent moites et mon pouls s'accéléra. Pourquoi étais-je dans cet état ? Emma Singer me donna rendez-vous aussitôt. Je lui précisai n'être pas loin mais je m'entendis lui demander si elle préférait que je passe le lendemain matin. Après tout, il était tard. Bon sang, je redoutais quelque chose sans arriver à le nommer.

— C'est toi qui veux qu'on soit discrets. Maintenant, c'est parfait.

— On n'a pas à se cacher pour le boulot ! répliquai-je.

— Qui parle de boulot ?… Je plaisante. Viens tout de suite, demain j'ai trop à faire.

Elle raccrocha. Je me sentis nerveux. Mon cœur battait à se rompre. J'avais peur de ce qui pouvait se passer et je m'en voulais de seulement l'envisager.

Je grimpai quatre à quatre les marches en marbre du Palais de justice et arrivai essoufflé devant son bureau… vide. À quoi jouait-elle ? J'entrai et observai à l'intérieur. Personne. Elle allait forcément revenir. Jamais elle n'aurait laissé ses documents confidentiels à la disposition du premier venu. J'entendis alors s'approcher le claquement inimitable de ses talons. Je m'adossai à un grand meuble pour me sentir à l'aise. Elle déboula du couloir et je fus surpris de constater qu'elle était habillée d'une robe noire de magistrat, comme quelqu'un qui viendrait de plaider. En fermant la porte rapidement, le courant d'air souleva le tissu et dévoila ses jambes. Alors je compris. Elle avait pris soin d'enlever tous ses vêtements à l'exception de sa lingerie et de son porte-jarretelles.

— Depuis quand tu portes la robe ? Tu ne plaides pas, bredouillai-je comme si je n'avais rien vu.

— Tu n'aimes pas ? Je l'ai empruntée à une collègue.

Je ne devais pas craquer. Pas maintenant. Jamais. Il ne fallait pas.

Elle ferma son bureau à clef.

— Je te rappelle que je suis flic et que tu ne peux pas me séquestrer, tentai-je pour plaisanter.

— Je te fais peur, Yoann ?

J'étais mort de trouille, en effet. Ou de honte. Je me sentais défaillir. Je craignais mes réactions, mes pensées, mes envies.

— Calme-toi, dis-je.

— Je suis très calme, répliqua-t-elle en riant.

Elle avait compris que je m'adressais à moi-même.

— Tu sais très bien que ce n'est pas une bonne idée. Pour personne… Le boulot…

Elle n'écoutait pas ce que je disais. Pour être sûre que je profite du spectacle, elle saisit une chaise et l'approcha de moi. Elle grimpa dessus en faisant mine de chercher un dossier sur le haut de la commode et posa son pied droit à même l'accoudoir. Le voile de coton noir s'ouvrit, dévoilant le galbe de ses jambes musclées et l'arrondi parfait de son cul, à peine camouflé par une culotte parme minuscule. La réaction physique fut immédiate.

Je détournai la tête en soupirant.

— Emma, à quoi tu joues ?

Elle ne répondit pas et se pencha en avant. Je devinais sa poitrine comprimée par son soutien-gorge. Il fallait que je parte. Vite.

— Arrête, ça va trop loin, affirmai-je une nouvelle fois.

Elle se redressa et fit tomber ses bras ballants. Elle avait compris et j'avais tenu bon. Alors, elle prit mes mains et les fit glisser sur sa peau. Le velouté de son grain m'électrifia. Je n'ai pas pu résister. J'ai susurré son prénom et j'ai entouré ses jambes de mes bras. J'ai fait glisser mes mains le long de ses cuisses et j'ai vu le duvet de ses poils se soulever. J'ai approché mon visage de sa culotte et j'ai mordillé à travers le tissu de soie la partie charnue et sensible de son sexe. Elle a poussé un soupir de plaisir qui s'est envolé, loin. Je me sentais l'énergie d'un taureau impatient. Comme si le fait d'aller vite donnait moins d'importance à ce que je m'apprêtais à faire, je la soulevai par les hanches et la posai à terre. Elle fit glisser sa main là où les coutures de mon pantalon risquaient de lâcher, tellement j'étais tendu. J'ai cessé de réfléchir. Je l'ai retournée plaquée contre le plateau en acajou de son bureau et je me suis collé à son dos. J'ai soulevé la longue robe noire, déboutonné mon pantalon, et j'ai juste écarté sa culotte avant de la pénétrer.

15

Comme une malédiction

L'eau brûlante coulait sur mon visage. Cette douche n'en finissait plus. Pourquoi, pourquoi, pourquoi ? L'enquête ne méritait pas que je prenne le risque de perdre Alisha. C'était invraisemblable ! Cela faisait deux ans que je n'avais pas baisé une fille aussi bestialement. L'amour avec Alisha était tellement plus sincère. Nous mélangions nos énergies. Là, je l'avais prise comme on saute une fille sans lendemain. J'espérais que l'expérience ne deviendrait pas un souvenir impérissable. Je revis furtivement sa robe de magistrat s'ouvrir sur son porte-jarretelles et je capitulai. Ma raison ne faisait pas le poids face à mes couilles.

L'univers s'était amusé à me tenter, et j'avais craqué tel un adolescent chevillé à ses hormones. Je tournai le robinet pour couper l'eau chaude et la fraîcheur de la salle de bains me saisit les épaules. Je fermai les yeux. Je me sentais si coupable. Comment allais-je faire pour ne pas me trahir ? J'étais incapable de mentir à Alisha et elle prenait chaque décision de sa vie en suivant ses intuitions. Combien de temps allait-il se passer avant qu'elle ne devine que je l'avais trompée ?

J'enfilai un T-shirt en regardant le document qui dépassait de mon blouson. J'avais obtenu la CRI et cela me rassura sur un point. J'allais bientôt partir en Afrique et cette distance entre les continents allait me sauver.

Je saisis la commission et en lus les motifs. Il fallait qu'on s'interroge sur le mobile de Mélanie Bural. Avait-elle des raisons de vouloir tuer son père ? Était-elle récemment venue en France ? Avait-elle un homme de main, un bras armé qui exécutait ses ordres ? Nous devions nous poser la même question concernant Jules Mica, son ancien amant, décédé trois mois plus tôt. Pour finir, il fallait que l'on découvre ce qu'il s'était réellement passé quant à la mort du chauffeur en 2013. Mélanie Bural avait-elle voulu viser son père ?

En principe, le taulier allait se greffer sur la CRI. Peu de commissaires résistaient à l'envie de voyager gratis. La juge m'avait assuré qu'elle demanderait que l'enquêteur principal – moi en l'occurrence – soit du voyage. « Pas question qu'ils prennent des vacances sur ton dos », avait-elle ajouté en me faisant un clin d'œil.

Je me rendis au troisième DPJ pour revoir le commissaire Hervé Filipo et lui présenter l'accord de la juge. Son assistante me précisa qu'il était dans le service et qu'il allait revenir sous peu. Xavier, le chien le plus noir des deux, montait la garde devant le bureau, preuve que son maître n'allait pas tarder. Je m'assis dans un fauteuil en l'attendant et le toutou s'approcha de moi en remuant la queue, sans un bruit.

J'étais en train de lui caresser les flancs avec les deux mains, le chien couché sur le dos et moi à genoux, lorsque la truffe de Jean-Luc me renifla le visage. Je me relevai aussitôt, Filipo allait arriver.

— Vous êtes en bonne compagnie ! me dit-il en me tendant la main.

— Je ne vous ai pas entendu…

— Je vois ça, répondit-il avec un petit sourire.

Tous ceux qui voulaient faire du « lèche-bottes » auprès de Filipo savaient qu'il fallait s'attirer la sympathie de ses chiens. Et comme je n'étais pas un de ces fayots, ça m'énervait qu'il m'ait aperçu en flagrant délit de papouilles. Il n'était pas question qu'il s'imagine ne serait-ce qu'une seconde que je cherchais à jouer les dociles. Voilà pourquoi je lui tendis la CRI en m'adressant à lui avec une certaine arrogance.

— La juge tient à ce que je sois du voyage. L'affaire est compliquée…, dis-je en préambule.

Son regard parcourut la lettre et s'arrêta à la destination finale.

— Vous ne pouviez pas nous dénicher une enquête aux States ou aux Maldives, Clivel ? Le Burkina Faso !

Tout ça, c'était flonflons et cornemuse. Un discours pour donner le change. À moins que ce ne soit le moyen qu'il ait choisi pour se débiner. Il savait parfaitement que la destination de cette commission nous menait en Afrique. Après tout, il existait peut-être une chance qu'il ne souhaite pas m'accompagner.

Dès qu'il réfléchissait, Filipo avait pour habitude de découper de petits bouts de papier de ses cahiers, puis de les mâcher longuement avant de les avaler. Quelques documents, des sortes de brouillons sur lesquels étaient notés des noms et des numéros de téléphone jonchaient sa table. Les coins de chacun d'eux manquaient, comme si une souris affamée vivait sur son bureau. Il arracha un nouveau centimètre de papier et le porta à sa bouche, négligemment.

— Au Burkina Faso, insista-t-il.

— Oui, en pleine épidémie Ebola.

J'espérais l'effrayer en évoquant le virus mortel qui sévissait en Afrique et lui faire passer l'envie de m'accompagner. Dans ce cas, Berckman s'y collerait. Il y avait bien longtemps que nous n'étions pas partis tous les deux à l'étranger.

— Ebola me fiche une trouille bleue mais le virus n'a pas été déclaré dans ce pays, j'ai vérifié, me confia-t-il.

J'ignore pourquoi, mais cet aveu de faiblesse me le rendit sympathique et je décidai de baisser ma garde.

— Donc vous êtes de la partie ?

— Bien entendu. J'ai quelqu'un qui va me garder Xavier. Le problème, c'est Jean-Luc… Il ne supporte pas d'être loin de moi. Il faudrait qu'il puisse rester ici, ça lui ferait moins de changements.

Il se tourna vers le berger australien qui s'approcha aussitôt. Le regard de cet animal pour son maître ressemblait à de l'amour et j'en vins à l'envier. Le dévouement qui émanait de son attitude me faisait un bien fou et me rendait jaloux en même temps. Mon père n'avait jamais voulu de chien, prétextant qu'ils vous rendent esclaves de leurs besoins. C'était étrange comme la blessure d'abandon liée à sa mort se réveillait aussitôt en présence du sentiment opposé. La fidélité. On ne peut pas dire que mon père chérissait cette qualité ! Il avait tant de fois cocufié ma mère… Comment pouvais-je lui en vouloir d'avoir été infidèle, alors que je venais de tromper Alisha ? Ce cheminement de pensée me stupéfia. Je l'avais tellement détesté pour ce qu'il avait fait vivre à ma mère ! Est-on censé reproduire les erreurs de ses parents, même lorsqu'on les a subies ? Je devais comprendre pourquoi j'en étais arrivé là aujourd'hui. Maintenir ce cycle infernal devenait impensable.

— … C'est évident, conclut Hervé Filipo.

Qu'avait-il dit ? J'avais complètement décroché et visiblement il attendait une réponse de ma part.

— Oui, bien sûr, répliquai-je au hasard.

— Vous pensez à quelqu'un ?

Bon Dieu, de quoi parlait-il ?

— C'est-à-dire ?

— Qui pourrait me garder mon chien à la brigade ? Vous dormez ou quoi…

— Ils sont des dizaines à en rêver, ne vous inquiétez pas, dis-je en me levant. Vous aurez l'embarras du choix.

Filipo sourit en me tendant la main.

— Vous avez un sacré sens de la psychologie humaine…

— Je suis réaliste, c'est tout, répliquai-je.

— C'est ce que je viens de dire, Clivel. Ne soyez pas toujours sur la défensive. C'est fatigant.

Je ne bronchai pas. Il avait raison.

— Nous partons ensemble dans quatre jours. J'attends des efforts de votre part. Pour le bon déroulement de l'enquête… Il y a bien longtemps que je n'espère plus rien de ce bas monde concernant ma propre personne.

Je hochai la tête sans rien dire tandis qu'il se tournait vers Xavier. Puis je descendis les marches.

16

Un profil incertain

Je passai devant le bureau de Christian et constatai qu'il regardait les vidéos des caméras de surveillance du parking où Roger Bural avait été tué. Je vins me poster derrière son dos pour les observer de nouveau et lui appris que je partais avec le commissaire au Burkina Faso. Une fois de plus, il ne ferait pas partie du voyage. J'étais désolé pour lui.

— T'inquiète, je suis heureux de ne pas m'y coller.

— Depuis quand tu ne saisis pas une occasion de te la couler douce ? Ponstain est contagieux ? Tu veux te consacrer à l'administratif ? plaisantai-je sans y croire une seconde.

— Je déteste la procédure.

— Bon, alors quoi ?

— Je te rappelle que mes six cloportes ont été foudroyés, morts, leurs seize petites pattes en l'air, et que ça craint.

— Tu ne vas pas t'arrêter à ça…, dis-je en m'énervant de la superstition qui me gagnait.

— Le virus Ebola se déploie partout en Afrique. On compte les morts par centaines. Alors partez sans moi, je vous laisse prendre les risques sans aucun regret.

— C'est malin, tu vas réussir à me faire flipper.

— Je ne comprends pas que tu t'entêtes à y aller. Les faits pourraient justifier que tu fasses venir Mélanie Bural ici au lieu de te déplacer au fin fond de l'Afrique !

— Sous quel motif ? « Vous avez perdu votre père et votre ex, et vous n'êtes pas venue à leurs enterrements, c'est donc vous la coupable ? » Tu sais bien qu'on cerne beaucoup mieux une personne dans son environnement.

— Laisse ta place au lieutenant…

— Je suis convaincu que la fille Bural nous cache quelque chose d'important…

— J'oubliais, « Œil de lynx » est le seul à pouvoir dénouer l'affaire en percevant des détails que personne d'autre ne peut déceler !

— Quand tu joues les mecs aigris, c'est que tu es frustré.

— Pfffff.

— Moi aussi, j'aurais la haine de rester ici…

— Tu sais, j'ai regardé sur Internet. Y a pas d'Ebola au Burkina Faso, donc ça devrait aller. Mais le coup des cloportes, quand même… fais gaffe. La magie noire, là-bas, c'est leur tartine beurrée.

— Qu'est-ce que tu veux dire ?

— Tous les jours, du petit déjeuner au goûter…

— Tu exagères.

— Oui et je le fais exprès pour que tu sois hyper vigilant. Chaque fois que tu prendras une décision, n'oublie pas que mes six pépères ont fait don de leur vie pour te prévenir.

Il était sérieux et, en un sens, je le comprenais. Nous ne comptions plus le nombre de fois où l'attitude des crustacés de Christian avait sonné juste.

— Allez, on arrête de parler et on bosse, proposai-je pour éviter de gamberger.

Il appuya sur la touche « Play » de son ordinateur. Le meurtrier portait un blouson et des baskets sans marque visible. Son profil était trop incertain pour définir sa nationalité, mais il avait la peau claire et présentait des traits européens. Des critères beaucoup trop vagues pour mener des recherches.

— Quelqu'un a demandé un bornage de tous les téléphones qui se sont présentés dans la zone de captation autour du parking ? demandai-je à la cantonade.

— Pas encore, répondit Christian.

— Je l'ai fait ! hurla Honfleur de la pièce d'à côté.

Nous échangeâmes un regard avec mon binôme, qui leva le pouce en souriant.

— Le réseau téléphonique est couvert par trois émetteurs. Ça va nous permettre de quadriller la zone efficacement, précisa notre jeune collègue en venant vers nous.

— Ça promet, ajouta Christian. On va se retrouver avec cinq cents numéros à trier, si ce n'est le double.

Je sortis de ma poche le document que m'avait donné Bruno Vez, le sous-directeur du laboratoire, et le tendis à Honfleur.

— Tant que tu y es, fais une requête de bornage pour ceux-là aussi. C'est une partie des employés de l'entreprise Bural. Il leur avait offert un téléphone. Notre meurtrier se cache peut-être dans cette liste.

Christian siffla, admiratif.

— Prudent, le type. Mais ça ne l'a pas empêché de se faire zigouiller.

— Ce qui serait formidable, c'est que le portable d'un de ces gus soit capté par un des émetteurs qui couvrent le parking, suggéra Honfleur en repartant vers son bureau.

— Oui. Parce qu'on ne tirera rien des caméras de surveillance ! Il nous faudrait…

Christian n'acheva pas sa phrase. À la place, j'entendis le mot « Sam » – de manière très claire cette fois-ci – au creux de mon oreille. Sam était le prénom d'un jeune homme de dix-huit ans atteint d'autisme. Je l'avais rencontré lors d'une précédente enquête. Je me retournai pour comprendre d'où venait ce chuchotement bizarre, et constatai que j'étais contre la fenêtre ouverte. Est-ce que le vent me jouait des tours ?

Christian se pencha vers son ordinateur et fixa la capture d'écran de la photo floue, issue de la vidéo.

— Seul quelqu'un qui a déjà vu le type pourrait le reconnaître, et encore, dit-il tout haut. Il nous faudrait un mec doué d'une mémoire surnaturelle. Un genre d'autiste, façon *Rain Man*, quoi.

Je sursautai. Je venais de penser à Sam et Christian évoquait les facultés d'un autiste, précisément à ce moment-là ! Sam ! Il consacrait ses journées à collectionner des portraits d'inconnus et de personnalités dans un grand classeur. Sa mémoire des détails était telle qu'il lui suffisait de voir un visage une fois pour ne jamais l'oublier ni le confondre avec un autre.

— C'est une idée de génie, dis-je.

— De quoi tu parles ?

— On va demander à Sam de tenter une reconnaissance faciale.

— Qui c'est ?

— Le jeune garçon que j'ai réussi à sortir de l'hôpital il y a quelques mois.

— Tu penses qu'il peut nous aider ?

— Il faut essayer. J'ai entendu dire qu'aux archives de la Cinémathèque de Paris, ils emploient une femme de quarante ans atteinte d'autisme. Sa mémoire est plus efficace que les moteurs de recherche des ordinateurs. Les systèmes informatiques dépendent uniquement de mots clefs, alors qu'elle garde dans son cerveau les mots mais aussi les images. Rien ne lui échappe. Il faut qu'on tente l'expérience avec Sam !

Soudain, mon mobile sonna. Un coup d'œil à l'écran. Alisha. Je ne répondis pas. La sonnerie retentit six fois avant de passer sur messagerie.

— C'est qui que tu snobes ?

— Alisha…

— Il y a de l'eau dans le gaz ?

— J'ai merdé.

— Brune ou blonde ?

— Pourquoi faut-il que tu résumes systématiquement mes problèmes à des histoires de cul ?

— Ce n'est pas le cas ?

— Si, capitulai-je.

— Je te connais mieux que toi-même…

— S'il te plaît, ne dis rien à personne.

— Le fait que tu le précises est une insulte à notre amitié.

Je courbai les épaules en songeant aux conséquences de mes actes.

— À ma voix, elle va comprendre. En me regardant, elle va comprendre. Si je ne lui réponds pas, elle va comprendre. Si je n'y vais pas ce soir, elle va comprendre. Je suis cerné.

— Avoue. Tout. Une passade. Un coup d'un soir. Faute avouée est à moitié pardonnée. Tu sais, ce n'est pas comme si vous étiez mariés.

— Ben justement…

— Quoi ?

— Elle veut qu'on se marie.

— Ah, je comprends mieux.

Je levai le menton en espérant une explication.

— Lorsqu'une nana veut officialiser une union, son mec prend peur. Il se sent la corde au cou et il baise une autre gonzesse pour réaliser ce qu'il va perdre. Un grand classique.

— Je suis aussi prévisible que tous les connards de la terre ?

— Oui.

— Sympa.

— Vieux, excuse-moi d'être brutal, mais il y a quelque chose que je ne comprends pas.

— Annonce, dis-je en fermant les yeux de toutes mes forces.

Je savais qu'il allait gratter sur du purulent et que ça allait faire mal.

— Tu m'as raconté deux cent mille fois que ton père trompait ta mère et…

— Christian, c'est bon.

— Non mais…

— Arrête ! Je ne peux pas répondre à cette question. Oui, je commets les mêmes erreurs que lui. Je l'ai haï pour ça, alors t'imagines comme je suis fier de moi en ce moment…

— Probable que la vie te montre que ça ne sert à rien de juger les gens.

Voilà qui méritait d'être dit.

17

La mise en garde de Nathan

Le fait de parler de mes déboires amoureux avec Christian Berckman ne m'avait pas vraiment fait avancer. Affronter la situation et tout avouer en bloc à Alisha ne me paraissait pas être une bonne idée. Avec son tempérament de tornade, elle allait me renvoyer sur Mars. Loin, pour ne plus jamais me revoir. Inenvisageable. Engoncé dans ma lâcheté, je crois que j'espérais passer à travers les gouttes. Il existait une chance, infime, qu'elle n'en sache jamais rien. Je voulais la tenter. En attendant, mon attitude transpirait le bizarre à plein nez. La veille je l'avais appelée Emma et je ne lui avais donné aucune nouvelle depuis. De quoi éveiller ses soupçons.

J'arrivai au bureau en traînant les pieds. Ma nuit avait été morcelée par de petits événements ridicules qui, avec la régularité d'un métronome, n'avaient cessé de me réveiller. Un moustique, la voiture du voisin, la lumière du couloir que j'avais oublié d'éteindre, une envie pressante… Tout ce que mon organisme ignorait d'ordinaire parce que je m'écroulais du sommeil du juste m'avait maintenu en alerte. Une fois le « problème » cerné, mes pensées se focalisaient invariablement sur le motif de ma culpabilité, m'empêchant de me rendormir. La nuit ayant la fâcheuse habitude de grossir la taille des nœuds que fabrique le cerveau, je me retrouvai assis contre mon oreiller à quatre heures du matin, avec la certitude que je ne verrais plus jamais Alisha ni Nathan. Pour couronner le tout, j'avais fini par me lever précipitamment, avant de glisser sur mon tapis de sol et de me vautrer par terre. Mon poignet gauche avait heurté la table de chevet et la douleur avait été si forte que je l'avais cru cassé. De rage, j'avais saisi le petit meuble et je l'avais projeté contre le mur en hurlant. Il s'était fracassé contre un tableau que m'avait offert Alisha. Il s'agissait de la photo d'un platane majestueux qu'elle avait prise un an plus tôt. Comme je l'adorais, elle en avait fait un tirage et l'avait mise sous cadre avec ces mots : « Que le vent guérisse tes blessures, le soleil réchauffe ton cœur, la pluie nourrisse ta soif de vivre pour que tu retrouves ta passion pour la nature dans la force et la paix des arbres, nos aïeuls bienveillants. »

Dans un état second, j'avais regardé le cadre tomber et se disperser en mille morceaux. Alors je m'étais rendu compte que mon poignet, très certainement foulé, avait gonflé. J'avais pris tout mon temps et je m'étais dirigé vers la salle de bains. J'avais saisi deux rochers Suchard dans ma boîte à pharmacie puis je m'étais assis par terre, à même le carrelage, en m'interdisant de bouger avant sept heures du matin. Finalement je m'étais endormi contre la baignoire sans m'en rendre compte jusqu'à neuf heures.

Voilà comment j'étais arrivé, totalement dépité et un torticolis en prime, à neuf heures trente, au troisième DPJ.

Nathan se trouvait dans mon bureau, assis à genoux sur mon fauteuil. Il triturait un post-it. Pendant une seconde je crus que je rêvais. Puis il leva les yeux et me sourit.

— Qu'est-ce que tu fais là, bonhomme ?

Il tourna la tête vers le coin à gauche et leva le menton sans rien dire. Alisha m'attendait, assise sur une chaise, et elle me jaugeait. Je restai interdit. Elle prit la parole en se levant.

— Je suis désolée de ne pas t'avoir appelé avant, mais comme je n'ai pas eu de tes nouvelles, j'ai pensé que tu étais débordé. On est mercredi et en principe je reste avec Nathan à la maison. Le problème est que j'ai un examen à faire passer à mes étudiants et la copine qui devait le garder m'a fait faux bond il y a une heure !

— Et donc, comme je suis speed, tu as pensé que Nathan pourrait m'aider…, dis-je en tentant la dérision.

— J'ai voulu le laisser à mon père mais Nathan a tellement insisté pour être avec toi ce matin. Après tout…

— … on est à la police, c'est pas bien grave.

— OK, je n'aurais pas dû.

— Si. Tu as bien fait. Tu vas rester tranquille, hein, bonhomme ?

— J'ai des munitions, dit l'enfant en brandissant une trousse de crayons de couleur.

Quelle chance ! Alisha m'apportait sur un plateau un motif qui pouvait expliquer mon embarras. La garde de son fils à la brigade. Du jamais-vu. J'avais envie de la prendre dans mes bras pour la remercier. Je lui saisis la main et l'emmenai dans la salle de réunion.

— Comment tu as fait pour monter jusqu'ici ?

— J'attendais en bas que tu arrives, j'espérais te convaincre de rentrer chez toi pour garder Nathan. J'ai croisé Christian, je lui en ai parlé et il m'a fait entrer. Il m'a dit qu'il n'y aurait aucun problème : Nathan valait bien les fistons du taulier. Je ne savais pas que Filipo était marié…

— Laisse tomber, il s'agit de ses chiens. Pour ton fils, tu as conscience que c'est exceptionnel. Si je passe pour la nounou de service, je risque des emmerdes.

— C'est dommage, tu es naturellement doué avec les enfants.

Elle me fit un clin d'œil. Ça se confirmait, elle avait dû arrêter la pilule. Avant que je ne réplique, elle poursuivit :

— Yoann, je n'avais pas prévu de te solliciter mais Nathan ne m'a pas vraiment laissé le choix. Je ne l'ai jamais vu dans cet état.

— Si à sept ans c'est lui qui décide pour toi, on est mal barrés…

— Il a une façon d'insister qui, parfois, tourne à l'obsession. Tu sais ce que je veux dire.

Je hochai la tête.

— Et qu'est-ce qu'il a annoncé d'incroyable pour t'obliger à venir ici ? demandai-je en ayant le sentiment de me rapprocher lentement d'un précipice.

— Tiens, dit-elle en me présentant un bout de papier, je l'ai noté pour ne pas oublier.

> *« Au-delà de la peur et de la maladie, s'inspirer des carrefours de la vie pour couper les liens avec la mort. »*

— Ah. C'est du grand Nathan ! Je n'y comprends rien. Et en quoi ça me concerne ?

— Je lui ai demandé de quelle peur il s'agissait, il m'a répondu : « C'est pour Yoann. » Concernant la maladie, il a redit ton nom. Même chose pour la mort. C'est flippant, je n'ai pas voulu attendre. En fait, la garde de Nathan est un prétexte. Je m'inquiétais pour toi.

Un frisson me parcourut l'échine.

— C'est gentil. Et pour « carrefours de la vie », il a dit quoi ?

— Rien… Je t'avoue que là… En dehors du fait que j'ai une de mes amies qui bosse à la direction des centres commerciaux du même nom, je ne vois pas.

Les bras m'en tombaient. Alisha voulait que nous nous mariions et je n'y tenais pas. Or je découvrais qu'elle connaissait une personne capable de m'aider à exaucer le vœu de Marc Honfleur : demander Bérénice en mariage dans une enseigne Carrefour. Le comble de l'ironie. Allais-je profiter de cette discussion pour lui demander son contact et me mettre en défaut en abordant la question du mariage ? Ma superstition à l'égard de tout ce que disait Nathan m'incita au courage.

— Écoute, c'est assez incroyable. Figure-toi que je cherche le nom d'un responsable d'un magasin Carrefour…

— Pour quoi faire ?

— Pour Honfleur. Il doit y avoir un truc contagieux dans l'air, il veut se marier.

Je lui expliquai l'agoraphobie et la timidité maladive de sa dulcinée, le fait qu'elle ne se rendait qu'à deux endroits seulement, le centre commercial et son travail, et le désir de Marc Honfleur de lui faire plaisir. Les yeux d'Alisha s'embuèrent une fraction de seconde mais elle ne dit rien. Elle saisit son téléphone portable et me dicta les coordonnées de son amie.

— Merci pour Nathan, ajouta-t-elle en s'échappant.

J'empochai la phrase dictée par son fils et me promis de prendre le temps de réfléchir à ce qui venait de se passer. Trois mots se bousculaient dans ma tête : peur, maladie, mort. Pas de quoi me rasséréner après l'hécatombe des cloportes de Christian.

Nathan avait collé le post-it où j'avais écrit « Carrefour Honfleur » sur une grande feuille de papier blanc et il en coloriait consciencieusement le tour, ajoutant des herbes et des araignées par dizaines. Je lui demandai de s'asseoir là où sa mère était installée avant que j'arrive, pour éviter qu'on le voie du couloir, et filai dans le bureau de mon jeune collègue. Un sourire radieux éclaira son visage lorsque je lui communiquai les coordonnées de la responsable de Carrefour.

— Merci, tu me sauves la vie ! s'écria Honfleur. Bérénice et moi, nous te devons beaucoup !

— Tiens-moi au courant, lui dis-je en revenant à ma place.

Nathan, très sage et appliqué à dessiner, ne bronchait pas. Je sortis le papier de ma poche et le dépliai délicatement. Je le relus : « Au-delà de la peur et de la maladie, s'inspirer des carrefours de la vie pour couper les liens avec la mort. »

Ça ne servait à rien que je cherche une explication auprès du gamin. Lorsque Nathan vous assénait ce genre de propos, cela semblait ne pas venir de lui. Et en général, quelques minutes plus tard, il ne s'en souvenait pas. Il captait un message venu d'on ne sait où et le restituait.

Je n'arrivais pas à détacher les yeux du mot « mort ». La seule qui m'avait longtemps obsédé était celle de mon père. Je devais visiblement couper le lien qui m'attachait à cet événement pour éviter de tomber malade. Je songeai à ceux qui l'avaient tué, les parents de Valentin Amerti, et les propos d'Alisha et de ma mère me revinrent. Mon vieil ami voulait renouer avec moi. Par je ne sais quel miracle, Nathan avait réussi à me communiquer des messages concernant Valentin à deux reprises[1]. Il était peut-être encore temps d'avancer dans notre relation. Je devais faire confiance au fils d'Alisha.

Je décidai d'appeler Véronique Amerti, la femme de Valentin, pour lui demander comment allait son mari. Elle décrocha aussitôt. Sa voix chaude me fit un drôle d'effet. Elle me transporta vingt ans plus tôt, lorsque je sortais avec elle.

Éperdument amoureux, je l'avais quittée au bout de deux mois pour éviter qu'elle ne soit à l'initiative de notre rupture.

Valentin avait attendu plusieurs mois avant de lui faire une cour effrénée. À ma grande surprise, Véronique avait très mal vécu notre séparation et elle l'avait repoussé pendant presque trois ans avant de céder à ses avances. Aujourd'hui, ils étaient mariés et avaient une petite fille âgée d'un an.

— Comment va Valentin ? lui demandai-je.

— Pas bien du tout. Depuis que vous vous êtes expliqués, il est dans une phase catatonique, comme prostré.

— Sa mutation au SAT ?

— Je ne crois pas, je pense que c'est quelque chose en lien avec son passé.

---

1. Voir *Le Testament des abeilles*.

— Comment tu le sais ?

— Il fait des cauchemars. Il crie toutes les nuits. Parfois il me fait peur. Quand il se réveille, il a le regard vide. Je ne devrais pas te dire ça, mais…

— Ne crains rien, vas-y.

— Je suis inquiète, voilà tout.

— Véronique, tu ne me dis pas tout.

— C'est idiot, je sais. Mais depuis que j'ai appris que sa mère et son père ont assassiné le tien, je me demande si ce n'est pas dans ses gènes à lui aussi…

— Voyons, Véro, il est flic !

— Être dans la police n'empêche pas de péter un fusible.

— C'est vrai.

— Des fois, je me dis qu'il va passer à l'acte. Quelque chose de grave, un drame, j'en suis certaine.

— Il en a après qui ? demandai-je en réalisant que les personnes qui me parlaient de malheur commençaient à être nombreuses.

— Je ne sais pas, il est tellement secret. Tu sais, il m'a annoncé qu'il allait sans doute démissionner de la police.

C'était impossible. Pas un carriériste comme Valentin. Qu'est-ce qui pouvait bien le pousser à prendre une telle décision ? Et si elle avait raison ? Peut-être envisageait-il de commettre l'irréparable et la première étape était de s'extraire de la société. Quitter la police puis disparaître dans la nature. Un suicide ? Une pure folie, mais le désespoir rendait tout envisageable.

— Écoute, je dois partir à l'étranger pour une affaire, mais quand je reviens, je te promets de m'occuper de lui.

— J'espère que tout se passera bien en attendant.

— En tous les cas, il n'y a aucune raison qu'il s'en prenne à toi.

— Yoann, je vais te faire une confidence…

— Je ne suis pas sûr que ce soit une bonne idée…

Je savais ce qu'elle allait dire. Probablement parce que le lien entre nous ne s'était jamais vraiment rompu malgré notre séparation et les années sans se voir.

— Je suis sortie avec Valentin parce qu'il te ressemblait. Je n'ai jamais cessé de t'aimer. Chaque jour qui passe, je pense à toi. C'est affreux, j'en ai conscience, mais je suis avec lui par défaut.

Je le savais. Je l'avais toujours su. Je soupirai et laissai entrer l'air dans mes poumons. Quel gâchis ! Et puis je réalisai qu'il s'agissait d'une forme de nostalgie de ma jeunesse. En réalité, je n'étais plus le même homme. Trop de choses avaient changé. J'aimais Alisha. Véronique demeurait le miroir de mes vingt ans, une sorte de fantasme.

— Tu m'idéalises. Je t'assure que j'ai bien plus de défauts que Valentin.

— Je suis sortie avec toi, Yoann, je me souviens. Je n'ai jamais compris que tu m'aies quittée.

— Véronique, je suis au boulot et je ne peux plus te parler, dis-je en réalisant que Nathan se trouvait à quelques mètres de moi et entendait ce que je disais.

— Ah, excuse-moi.

— Mais non, c'est moi qui t'ai appelée. Je te contacte à mon retour et on se voit, OK ?
— OK.
— Prends soin de toi.
— Toi aussi, conclut-elle en raccrochant.

Valentin Amerti… Qu'avait-il en tête ? Les personnes liées à son passé pour qui il cultivait, potentiellement, un certain ressentiment étaient au nombre de quatre. Ses parents, ma mère et moi. Il ne connaissait ni Alisha ni Nathan. Il pouvait m'en vouloir d'avoir profité de mon père, également le sien. Lui ne l'avait jamais connu. Il pouvait s'en prendre à ma mère parce que c'est elle que mon père avait choisie. Pourtant, elle comme moi, nous ne pouvions être tenus pour responsables dans la mesure où nous ignorions tout des infidélités de Gregor. Ce dernier était le seul coupable de la frustration de Valentin. Mais comme il était mort, nous étions devenus les fautifs. J'ai souvent remarqué que la jalousie fait naître de curieux sentiments qui modifient considérablement la réalité : la personne se place d'emblée en victime et peut facilement effectuer le transfert de culpabilité du véritable coupable vers ses proches.

En dehors de nous deux, il restait sa mère, Sylvie, et le père qui l'avait élevé, Raymond. En assassinant Gregor, ils avaient privé Valentin de son père biologique.

Je levai la tête. Nathan me fixait, immobile. Une larme coulait sur sa joue. J'allais lui demander pourquoi, mais la juge m'appela sur mon portable. Je décrochai aussitôt. « J'ai de plus en plus la pression, tu me tiens au courant dès que tu as du nouveau », me dit-elle. Il devenait urgent d'apporter du concret à cette enquête, et j'allais donc mettre à profit les deux jours de récup' qui succédaient à notre permanence pour consulter les données récoltées jusque-là.

C'était compter sans Maria, ma mère. Elle m'appela et me proposa de passer un peu de temps avec elle avant mon départ au Burkina Faso. Je ne pouvais refuser. Elle allait me concocter mes plats préférés et nous allions discuter des sujets qui la passionnaient. L'art, ses arbres fruitiers, les mésaventures et la santé de ses amis, le tout empreint d'une sagesse à toute épreuve.

Une fois arrivé chez elle, je décidai de lui dire combien j'admirais sa philosophie de la vie. La discussion s'engagea sur ce sujet. Dans chaque situation, elle ne jugeait jamais la personne sans chercher à savoir quels événements auraient pu motiver son attitude.

— Aujourd'hui, critiquer d'après de simples apparences est devenu une sorte de ritournelle. C'est trop facile. Jeunes et vieux, c'est pareil. C'est le moyen idéal d'éviter de regarder son propre nombril. Mais derrière chaque action grave ou désespérante, se cache un autre drame que l'on a refusé d'observer à la loupe, affirma-t-elle.

— Le fait que la personne ait vécu des choses difficiles n'excuse pas ses actes pour autant, répliquai-je.

— Bien sûr que non, mais cela permet de comprendre pourquoi cela a été fait, de juger moins durement la personne et de modérer ses propos.

— C'est ce que font les bons avocats. Ils cherchent les circonstances atténuantes.

— Si nous avions un peu plus de bienveillance à l'égard de l'humanité, nous agirions ainsi, au quotidien, avec nos proches.

— Bon. Où veux-tu en venir ?

Elle sourit en faisant glisser vers moi une part de tarte au citron.

— Tu éprouves de la colère à l'égard de Valentin alors que ce sont ses parents qui ont tué Gregor. Est-ce que tu as essayé de comprendre pourquoi tu lui en veux ?

— Non.

— Parce qu'en t'avouant les faits trente-trois ans plus tard, il t'a privé de vengeance. Les coupables n'iront jamais en prison.

— Oui. Et toi, tu t'en fiches ?

— Sylvie Amerti a déjà payé au centuple. Son amour l'a abandonnée, puis il l'a licenciée avant de l'oublier. Pour finir, il n'a jamais reconnu son fils.

— Et Raymond, son mari ? Tu l'excuses parce qu'il a été cocufié et qu'il n'est pas le père de Valentin ? On ne peut pas comparer une affaire de mœurs et un crime, tout de même !

— Bien sûr que non. J'essaie juste de te dire que Valentin n'avait peut-être pas le choix. T'annoncer la vérité plus tôt aurait impliqué l'incarcération de ses parents. Allait-il sacrifier sa vie, son futur et devenir orphelin pour faire éclater la vérité ? Il n'avait pas le choix, répéta-t-elle. J'aimerais que tu cesses de le considérer aussi durement. Ta vie non plus n'a pas été exempte d'erreurs, n'est-ce pas Yoann ?

Ma mère lisait en moi comme dans un livre et cela m'exaspérait. Je devais exsuder la culpabilité d'avoir trompé Alisha par tous les pores de ma peau. Cette petite phrase allait me gâcher mes moments de repos.

Le lendemain, pour m'occuper et surtout pour éviter de gamberger, je décidai de me rendre chez Philippe et Jeanine Josselain, les parents de Sam. Ce jeune homme atteint d'autisme ne parlait pas. Diagnostiqué très tardivement de ce trouble du comportement, son cerveau n'avait plus assez de plasticité cérébrale pour assimiler ce qui nous était si facile de comprendre à l'âge de deux ans. À force de sollicitations, il avait néanmoins appris à s'habiller et à manger seul.

La petite famille n'avait pas changé. Jeanine portait toujours ses tailleurs bourgeois chic et son chignon strict, et son comptable de mari gardait la même discrétion. Quant à Sam, il était un peu moins maigre qu'avant et il me semblait légèrement plus grand. L'épi que formaient ses cheveux sur le haut de son front accentuait son air d'enfant égaré. Pour une fois, il n'était pas dans sa chambre mais assis dans un fauteuil du salon, en train de feuilleter des revues, probablement à la recherche de personnalités connues ou inconnues qui pourraient compléter ses classeurs.

— Bonjour Sam, c'est Yoann, tu te souviens de moi ?

Sa tête ne bougea pas, il n'y eut aucun son, seul un frémissement de ses yeux aux longs cils me permit de comprendre qu'il avait perçu ma présence.

— Bien sûr, répondit sa mère à qui le battement d'œil n'avait pas échappé. C'est grâce à Yoann que tu es sorti de l'hôpital, tu sais ?

Je leur expliquai le motif de ma présence. Nous voulions tenter une expérience. Pendant que je partais au Burkina Faso, Christian Berckman, mon binôme, allait revenir vers eux et montrer à leur fils la photo d'une personne choisie au hasard dans les fichiers de la police. Sam devait la reconnaître en consultant rapidement une centaine d'autres photos. L'objectif : tester sa mémoire photographique. Si c'était concluant, alors ils feraient venir Sam au troisième DPJ.

— J'aurais aimé l'embaucher comme expert mais la police française n'est pas du tout prête à ça. On rate de sacrées occasions… Imaginez, aux USA, ils font appel à des médiums ! Nous, on n'en est pas encore là.

— Quelle magnifique idée, soupira Jeanine. Nous attendons la venue de Christian avec impatience.

J'allais partir lorsque de petits mouvements de Sam attirèrent mon attention. Il se balançait d'avant en arrière et semblait perturbé.

— Qu'est-ce qu'il a ? demandai-je en me tournant vers sa mère.

Je réalisai que je prenais de sacrés risques en le faisant venir dans nos locaux. Et s'il lui arrivait quelque chose ?

— Oh, là, il veut nous parler et il ne sait pas comment s'y prendre. Sam, que veux-tu dire ?

Il bougeait de plus en plus.

— Tu ne veux pas que Yoann s'en aille ? Tu veux lui dire quelque chose ?

Instantanément, l'adolescent se calma.

— Très bien, j'ai compris, affirma Jeanine.

— Donne-lui un stylo, on ne sait jamais, lança le père.

Dans un geste maladroit et saccadé, Sam fit tomber sur la moquette un bout de papier imprimé sur lequel il y avait une photo. Il pencha la tête en me fixant de biais durant quelques secondes. Je m'approchai et la ramassai. Sur le visage d'une jeune inconnue qui devait intégrer son classeur, il avait griffonné cinq mots : « Couper la faute du père. »

Un frisson me parcourut le dos. Je savais à quoi il faisait référence. Comment ce garçon, qui ne savait rien de ma vie et rien de la vie en général, pouvait-il évoquer avec tant de justesse ce que je devais réussir à faire pour ne plus commettre les mêmes erreurs que mon père ? À moins de considérer qu'un être invisible lui soufflait ces messages, je ne voyais pas.

Philippe et Jeanine eurent la délicatesse de ne pas faire de commentaire. Une fois rentré chez moi, je donnai mes instructions à Christian. L'accès aux fichiers était nominatif. On placerait Sam dans mon bureau, il serait officieusement un « témoin ». Pour éviter les embrouilles, il viendrait seulement de midi à quinze heures. À ce moment-là, toute la brigade ne se préoccupait que du déjeuner à venir, ainsi on limitait les occasions que Sam ne croise le taulier. J'avais également mis dans la combine le commandant Ponstain en lui précisant que le jeune homme était mon protégé. Notre chef de groupe avait l'intelligence de me suivre sans trop poser de questions. Il admettait qu'en me faisant confiance, il avait plus souvent reçu de lauriers que de remarques désobligeantes. Se donner les moyens non officiels de trouver notre meurtrier valait bien quelques écarts au règlement. Il m'avait convaincu de mêler le lieutenant Mauroy à notre opération. Il se chargeait de lui parler et de le museler. D'après lui, si on l'excluait, on avait toutes les chances que l'information fuite auprès de la direction. « Alors que s'il est au courant, il ne peut plus rien dire. » L'argument tenait, j'avais acquiescé.

En mon absence, Christian en restait le garant.

18

Malaise

Jour « J ». Nous devions partir dans l'après-midi pour le Burkina Faso. J'étais impatient de rencontrer Mélanie Bural. J'espérais recueillir des éléments afin de mettre un point final à cette enquête. Je pourrais ainsi me libérer de l'emprise de la juge puis aborder sereinement certains aspects de ma vie privée : l'envie de mariage d'Alisha, le fait que je l'avais trompée, qu'elle avait probablement arrêté de prendre la pilule, la dépression de Valentin et ces étranges malheurs dont l'univers s'amusait à me renvoyer l'écho.

Dans mon sac, plusieurs T-shirts à manches courtes pour supporter les 39 °C estimés en mars au Burkina Faso, des chemises à manches longues contre les moustiques en soirée, un pull et un coupe-vent pour parer à la fraîcheur relative de la nuit. Heureusement qu'à la PJ nous n'étions pas tenus de porter l'uniforme. J'avais également pris une paire de bonnes chaussures de marche et des pantalons de toile beige.

Lorsque Alisha avait récupéré son fils, je l'avais emmenée dans la salle de réunion pour l'embrasser avec une fougue nouvelle, empreinte de fébrilité. À mon retour, plus rien ne serait pareil. J'en avais la certitude. Elle m'avait fixé un instant et ses yeux s'étaient à nouveau embués. Elle attendait un mot, une phrase, peut-être une promesse… que j'étais incapable de tenir. J'ai senti la déception monter en elle et ce sentiment m'a été insupportable. J'ai bêtement regardé ma montre avant de décider que je n'avais pas plus de temps à nous consacrer. Elle m'a alors tendu une boîte hermétique à glisser dans mon bagage en soute et qui contenait des brownies au chocolat qu'elle avait faits la veille et un gâteau basque commandé à Bixente de l'Isileko. Elle portait un jean et un chemisier à fleurs dont le bouton du haut était négligemment ouvert sur son opulente poitrine. Voir l'imperceptible duvet qui couvrait le haut de ses seins me fit mal. Comment avais-je pu toucher le grain de peau d'une autre ? Je ne méritais pas cette femme. Finalement, depuis qu'elle voulait que notre relation devienne officielle, plus rien n'allait.

De son côté, le commissaire avait confié son chien Xavier à sa sœur qui habitait en Normandie. Jean-Luc demeurait le seul problème puisqu'il devait rester à la brigade, jusqu'au moment où sa secrétaire s'était sacrifiée en proposant d'en prendre soin, le temps du voyage. J'étais vraiment surpris qu'il n'y ait pas plus de candidats. C'était compter sans l'abnégation toute « désintéressée » du lieutenant Mauroy. Notre second de groupe supportait mal l'idée que je parte avec le taulier à l'étranger et il avait dû chercher un moyen de se faire mousser auprès du patron. Il avait prétendu vouloir s'occuper du berger australien personnellement. Il allait se ruiner en croquettes pour chien de luxe, positionner sa panière sous son bureau et poster des photos du toutou sur Facebook à l'attention de Filipo.

Pathétique.

Notre avion décollait de Roissy-Charles-de-Gaulle à 16 h 10 et arrivait à 20 h 55 à Ouagadougou, la capitale du Burkina Faso. Ce qui représentait un peu plus de cinq heures de vol et une heure de décalage horaire à cette période de l'année. Pas de quoi être fatigué. Hervé Filipo et moi étions assis l'un à côté de l'autre. Il n'avait pas cherché à communiquer. Pendant tout le trajet, il s'était plongé dans les comptes rendus de l'affaire dont il tenait une copie. Chaque fois qu'un détail semblait le perturber, il rognait un petit bout du coin de la page et le portait à sa bouche. Puis il le mâchait consciencieusement. S'en rendait-il compte ? Le seul moment où il daigna me considérer fut lorsque les hôtesses de l'air nous proposèrent de prendre un apéritif et qu'il se tourna vers moi pour me demander ce que je choisissais. Pris de court, je commandai un jus d'orange en réalisant qu'il s'agissait de la substance trouvée dans l'œsophage de Jules Mica. Je venais de le lire dans le dossier que tenait Filipo et mon cerveau avait restitué l'information, machinalement. Il hocha la tête et commanda un whisky. Je concède n'avoir pas tenté de rompre la glace. Certains mots et faits me revenaient et ce voyage m'inquiétait. Pourquoi étais-je si sensible aux choses que j'avais entendues ces derniers jours ? Si je résumais, je devais mon stress à la mort soudaine des cloportes de Christian, aux propos non étayés d'un gamin de sept ans et à la peur irraisonnée de Véronique Amerti. Mes épaules s'affaissèrent. Je me sentis vieux. J'avais peur de la mort et l'univers en jouait, voilà tout.

Malgré le tarmac brûlant, la température de l'air ne dépassait pas 24 °C. La nuit nous empêchait d'avoir une vision globale de l'environnement. J'avais hâte que le jour se lève. Le staff complet de la police judiciaire locale nous attendait près de la douane. Une solide poignée de main fut échangée avec Joseph, le supérieur de la brigade, et nous fûmes escortés jusqu'à un petit hôtel. Il s'agissait d'un dispensaire très propre, tenu par des sœurs. « Un lieu que les Français aiment beaucoup, en général », précisa-t-il. La présence – très rare – d'un grand jardin fleuri et de quelques arbres devait justifier ce statut envié. Les routes étaient essentiellement faites de terre rouge et une poussière dense entourait chaque réverbère d'un halo de particules. J'appréhendais les 40 °C des journées à venir.

Joseph nous expliqua dans un français parfait qu'il était désolé de ne pas nous accueillir dans leurs bureaux à cause de l'heure tardive. Il nous proposa d'y remédier le lendemain matin à la première heure. Si Filipo fut tenté de refuser, il ne le montra pas. Les règles de bienséance voulaient que nous perdions un peu de temps à nous rendre dans leurs locaux. Puis, quatre heures de route nous mèneraient à la société de Mélanie Bural, au sud-ouest du pays, vers un site limitrophe du Mali.

Les autorités du nouveau gouvernement du Burkina Faso avaient fort à faire dans la capitale et, à notre grand soulagement, ils ne dépêchèrent que deux hommes pour nous accompagner. Un officier pour nous guider et un subalterne en guise de chauffeur. Ils semblaient ravis de nous faire visiter leur pays et commentaient la présence de chaque bâtiment important en précisant ce qu'il s'y était passé. La plupart des événements avaient un lien avec l'ancien président et ses ministres que la foule en colère avait destitués en octobre 2014, dans l'idée de s'en débarrasser définitivement. « Les Burkinabés ne disent rien, ils sont un peu des moutons, mais quand ça dépasse les bornes et que plus rien ne va, on demande que ça change. Et si rien ne bouge, alors là, on s'énerve très fort. Les femmes d'abord. Elles sont très courageuses. Elles descendent dans la rue et font beaucoup de bruit. Quand les hommes décident de s'en mêler, c'est pour tuer… », précisa Firmin, assis à côté du conducteur. Je fus surpris de la nonchalance souriante avec laquelle ils nous annoncèrent les prises de position de la population. Les événements de l'automne 2014 prouvaient qu'ils ne plaisantaient pas. Un échange de regards avec Hervé Filipo me convainquit que nous avions, tous les deux, perçu le même message. Malgré notre langue commune, nous n'étions pas chez nous et la logique du pays n'était pas la nôtre. Je me fis la réflexion que nous n'avions pas intérêt à transgresser les lois du peuple et j'étais heureux que nous ayons un chauffeur. Dans quantité de pays, si vous aviez le malheur de tuer un enfant lors d'un accident de la route, la population ne cherchait pas à comprendre. Elle vous lynchait haut et court en représailles immédiates.

Pour changer de sujet, Filipo leur demanda si le taux de délinquance et de criminalité était élevé chez eux. Leur réponse fut encore plus stupéfiante. La population sollicitait très peu les autorités parce qu'en règle générale, tout rentrait dans l'ordre assez vite. « L'ordre », ici, signifiait la mort.

— On a quelques vols, parfois, parce que les gens sont très pauvres. Un voleur, il tente sa chance, il a raison d'essayer, reprit le conducteur. Mais attention, s'il se fait prendre, dans le meilleur des cas il va se faire couper les tendons d'Achille. Ça, c'est quand tout le monde est bien disposé. Mais si le vol concerne une chèvre, souvent, ça tourne mal.

— Le propriétaire et sa famille, ils vont remonter chaque petit village et demander : « Tu as vu un homme comme ça, avec une bête de cette couleur ? » Ils suivent sa trace, jour après jour, cahute après cahute. Quand ils le trouvent enfin, ils le tuent, ajouta laconiquement Firmin.

— Aucune chance de s'en tirer, conclut l'autre. Donc, nous, ces trucs-là on s'en occupe pas, y a pas besoin.

— Vous laissez faire ? demanda Filipo, effaré.

— Pour certains, leur seule richesse c'est une chèvre, alors si on la leur vole, ils le prennent mal, c'est assez normal.

— On ne peut pas comparer la vie d'un homme avec celle d'un animal ! s'écria-t-il en le regrettant aussitôt.

— Chez nous une chèvre ne demande pas de soins, elle mange sans qu'on s'en occupe et quand on la tue elle nourrit les trois familles du village. Sa vie est bien plus importante que celle d'un petit voleur de passage.

Nous gardâmes le silence. Décidément, bien des situations se réglaient par la voie « définitive ». Rien de très rassurant, d'autant que ceux qui nous relataient ces faits étaient des représentants de l'ordre. Que pourrait-il arriver en présence de personnes malveillantes ?

Mes pensées se focalisèrent sur le paysage. Captivé par la route bordée de puissants et majestueux manguiers et kapokiers dont les branches se déployaient en robe longue jusqu'au sol, j'en oubliai la climatisation, poussée à son maximum. J'ignorais s'ils voulaient compenser la température extérieure ou si c'était le signe ostentatoire d'un luxe que peu de gens pouvaient se permettre, mais lorsque notre véhicule tout-terrain s'immobilisa devant un restaurant, je sentis des picotements dans ma gorge. J'étais en train de m'enrhumer. Instantanément je songeai à la phrase de Nathan, au mot « maladie » qu'il avait prononcé, et un frisson courut le long de mes jambes. Lorsque j'ouvris la porte du 4 × 4, la chaleur m'agressa comme si on me jetait des litres de plomb fondu sur le corps.

Huit tables rectangulaires en formica étaient posées sur une terrasse de terre rouge damée comme le serait du béton. Une fine poussière de même couleur laissait présager une boue compacte au moment des pluies. La terrasse, recouverte de grands parasols faits de feuilles de palmier, proposait une fraîcheur relative qu'un vent léger soutenait. Cette alternance de chaud et de froid allait venir à bout de ma santé !

« *Edzamé* », nous lança le propriétaire. À la manière dont répondirent nos guides, il s'agissait d'un « bonjour » en dialecte local. Suivit un échange entre les hommes, qui semblait relever de la politesse de base entre personnes qui se connaissaient. « Ça va ? — Oui ça va. Et toi, ça va ? — Oui ça va. Et à qui ai-je l'honneur ? — Deux Français de la police judiciaire… — Ah, bienvenue. Tu as bien dormi ? — Oui ça va… » Et ainsi de suite pendant cinq bonnes minutes. Puis, nous passâmes commande. À mon grand regret, le restaurant choisi, sans aucun doute pour nous faire plaisir, ne proposait aucun plat typique. Ils nous conseillèrent de commander un demi-poulet-frites pour chacun de nous. À la taille et au goût de la bestiole, je compris qu'il s'agissait d'un oiseau garanti sans pesticides et sans hormones de synthèse mais probablement élevé au pneu. Les frites, non surgelées, s'avérèrent d'un goût exceptionnel.

Nous reprîmes la route. Entre deux petits villages aux toits de chaume, la végétation se déployait à perte de vue. Et soudain, au milieu de nulle part, une antenne relais deux fois plus grande que les antennes françaises. Cette mini-tour Eiffel devait pulser les ondes à plusieurs dizaines de kilomètres à la ronde. Je consultai mon portable. Le réseau passait parfaitement. Séduite par la modernité, une hutte s'était installée au pied de l'antenne.

Les cheveux blancs de mon supérieur ainsi que son grade de commissaire lui valurent, très vite, un statut à part. À la fin de la journée, les deux hommes l'appelaient « Papa Filipo », en signe de respect évident. J'ignore comment il le prenait, lui qui avait deux bergers australiens pour tout enfant.

Nous arrivâmes au centre de Mélanie Bural un peu avant dix-sept heures. La société se nommait « Crédit-vie » et le terme était inscrit sur un drapeau qui ornait le bâtiment construit en terre crue. Les deux policiers qui nous escortaient nous saluèrent et précisèrent qu'ils reviendraient le lendemain. Visiblement, ils ne comptaient pas mener l'enquête à notre place. N'importe où ailleurs, nous n'aurions été que des observateurs, ici ils se reposaient sur nous. Ça m'arrangeait. Néanmoins, je ne m'attendais pas à ce qu'ils nous laissent livrés à nous-mêmes, sans véhicule, dans ce lieu perdu.

— J'ai comme l'impression qu'ils ne vont rien faire du tout et que c'est à nous d'agir, confirma le commissaire Filipo.

Nous rencontrâmes René Bongani, l'adjoint de la fille Bural qui, par un curieux hasard, était absente et ne reviendrait que plus tard. « Plus tard », c'est le maximum d'information que nous pûmes recueillir malgré notre insistance. Elle avait pourtant été prévenue de notre arrivée et les autorités du Burkina Faso avaient, en principe, imposé sa présence. Probable qu'elle gagnait du temps. Cette attitude était inconcevable !

Le soleil allait se coucher dans un peu moins de deux heures et une certaine lassitude me gagnait. Ma gorge me piquait de plus en plus et, bien évidemment, je n'avais pris aucun médicament avec moi. Nous convînmes avec Filipo d'utiliser le temps qu'il nous restait avant la tombée de la nuit pour interroger René. Mais l'adjoint s'arrangea pour contrarier nos plans. Il nous fit visiter les bureaux de la société, des petites pièces très propres dont les murs étaient recouverts de chaux. Dans sept salles, je remarquai que les tables avaient probablement été disposées là très récemment. Aucune trace d'usure n'était visible au sol. En revanche, dans chacune d'elles on avait dissimulé sous des draps de coton des sortes de paillasses – tables de chimiste recouvertes de carreaux de faïence blanche. Lorsque je lui demandai de quoi il s'agissait, René éluda en levant la main. D'après lui, ce mobilier appartenait aux anciens propriétaires. Il ajouta qu'en Afrique, on ne jetait rien. Un bureau resta fermé car Mélanie Bural en détenait l'unique clef. Si la démarche de l'adjoint avait pour objectif de nous rassurer, il se fourvoyait. Nous étions plus que jamais aux aguets. Compte tenu de notre présence pour les besoins de l'enquête, l'absence de la responsable des lieux demeurait inexplicable autant que suspecte.

Comme s'il lisait dans nos pensées, son second nous expliqua que « la patronne » était partie dans un dispensaire pour mener des investigations autour d'Ebola. Filipo répliqua que cela lui semblait bien étrange puisque le virus n'était pas présent au Burkina Faso. Ce à quoi l'autre répondit que leur société travaillait avec des ressortissants de Guinée et d'autres pays d'Afrique.

— La mort ne s'arrête pas aux frontières géopolitiques, ajouta-t-il.

Nous échangeâmes un regard avec Filipo.

— Que voulez-vous dire ? Je croyais que vous faisiez du microcrédit…

Le type répondit par l'affirmative après une légère hésitation. Il paraissait gêné. Il se leva et nous proposa une boisson fraîche. Coca, bière ou Fanta. Je fus rassuré de voir qu'il s'agissait de bouteilles encapsulées et optai pour la couleur orange fluo non naturelle mais pourtant rassurante d'un Fanta. Filipo prit un Coca.

Tandis que René repartait, je glissai un mot à l'oreille de mon boss.

— Y a quelque chose de pas net…

— Il a fait une bourde et il le sait, approuva-t-il.

L'homme revint avec des plats qu'il déposa devant nous. Je l'observai sans rien dire. Il présentait une petite barbichette, des cheveux noirs, crépus, coupés très court. Son visage était ovale et il avait des pommettes saillantes. Il ne devait pas dépasser un mètre soixante-dix. Une odeur de plats cuisinés emplit la pièce. Une grande assiette de bananes plantains frites, un plat gélatineux fait à partir d'une sorte de semoule blanche – il précisa que c'était du manioc – et des ailes de poulet enrobées d'une sauce à la tomate, tout cela exhalait une douce odeur sucrée. Il nous proposa de nous servir. Je saisis une cuillère mais posai une question avant de répartir la nourriture.

— Mélanie Bural mène ce genre de recherches toute seule ? Pourquoi n'est-ce pas une personne subalterne qui s'en occupe ?

René s'assit face à nous. Je pris l'assiette de Filipo et la remplis copieusement de tous les mets.

— Ebola… Vous savez, le sujet est trop grave et effraie la population. Il n'y a pas de volontaires.

— Même pas vous ? Elle savait que nous venions la voir. Son père vient de mourir, tout de même.

— Tous les oiseaux ne volent pas à la même hauteur dans le ciel, répondit-il.

Je lui demandai de préciser sa pensée mais il souleva les épaules et soupira sans rien dire. Les grands mystères en guise de réponse commençaient à me prendre la tête. Il était temps que je mette les pieds dans le plat.

— Nous trouvons très étrange qu'une entreprise dédiée aux exercices bancaires se préoccupe du virus Ebola.

— Ici, la vie et la mort se côtoient sans arrêt. Aujourd'hui vous êtes vivant, demain vous êtes mort, ajouta-t-il dans un sourire énigmatique. Personne n'est à l'abri.

Il marqua un temps. S'agissait-il d'une menace ? Aussitôt ma faim disparut et une boule qui ressemblait à de la peur grossit dans mon ventre. Malgré mon appétit, je n'allais pas avaler une bouchée de cette nourriture avant qu'il n'entame ces plats personnellement.

— Mélanie est exemplaire et irremplaçable. Le pays lui doit beaucoup, conclut-il en se servant uniquement de manioc.

Le seul aliment qui ne m'inspirait pas. Je prétextai vouloir goûter la cuisine du coin et je me servis deux cuillerées de cette pâtée blanche. C'était fade et farineux. J'eus un haut-le-cœur. Filipo mangea de tout avec un plaisir non dissimulé. Je le regardai faire en salivant mais restai sur ma décision de ne pas goûter ce que notre hôte n'aurait pas ingéré. Mon ventre gargouilla. Une femme nous demanda si nous souhaitions nous resservir, puis, à notre signe de dénégation, elle enleva les assiettes et les couverts. René attrapa du bout des doigts deux bananes plantains avant qu'elle ne disparaisse et quatre ailes de poulet qu'il cura avec méthode. Ma parano m'avait privé d'un repas certainement délicieux. Je me rassurai en songeant que ma prudence me sauverait peut-être la vie, un de ces jours.

Le voyage, la chaleur – inattendue au mois de mars pour nos organismes – et la faim m'atteignaient physiquement et moralement plus que je ne l'avais imaginé. Je décidai de filer me coucher afin de reprendre des forces. Filipo choisit de fumer une cigarette à l'extérieur et de profiter de la fraîcheur relative de la nuit. Je m'allongeai avec la sensation d'être fébrile, sans savoir si je couvais une angine ou si c'était les prémices d'une faiblesse psychologique momentanée.

19

Sam

Christian avait pour mission de tester Sam, le jeune homme de dix-huit ans atteint d'autisme. Il se rendit chez Jeanine et Philippe Josselain, ses parents, qui habitaient un appartement cossu du 14e arrondissement.

Même si Yoann Clivel leur avait déjà relaté le but de l'expérience, Christian leur réexpliqua en quoi cela consistait. Les parents acceptèrent de se prêter au jeu et se dirigèrent vers une chambre au bout d'un couloir dont la porte était fermée. Sam, un grand échalas aux épaules voûtées, se trouvait derrière un bureau et découpait consciencieusement des photos. Une douceur angélique émanait de lui. Christian s'approcha sans que le jeune homme lui porte la moindre attention. Il se glissa dans son dos et observa le plan de travail. Cinq imposants classeurs, dont l'un était ouvert, exposaient des intercalaires en plastique transparent entre lesquels il rangeait des portraits de célébrités et de quidams dénichés dans la presse. D'après ce que lui avait dit Yoann, pas un seul n'était en double. Sa mémoire photographique exceptionnelle pouvait différencier deux personnes même s'il ne les avait vues qu'une seule fois.

Christian prit le temps d'exposer chaque étape au jeune homme pour éviter que le stress ne s'invite et perturbe le bon déroulement de l'opération. Ensuite, aidé par Jeanine, il présenta à Sam son ordinateur portable où s'affichaient une centaine de visages qui portaient tous un numéro. Après avoir fait défiler les photos une à une, il lui montra celle d'une personne prise au hasard dans la liste et dont il avait pris soin d'enlever le matricule correspondant. Sans même lui avoir dit ce qu'il attendait de lui, l'adolescent saisit un stylo et nota maladroitement le nombre « 36 ». Le visage présenté correspondait à ce numéro. Christian allait faire un commentaire lorsque Sam éclata d'un rire clair et dit « Encore » d'une voix particulièrement enfantine. Sa mère, très enthousiaste, expliqua que c'était l'un des rares mots que son fils disait en dehors de « papa » et « maman ». Christian décida de corser l'épreuve et afficha un autre témoin dont l'apparence ressemblait fortement au précédent, sans lui proposer de regarder à nouveau l'ordinateur. « 81 », écrivit le jeune homme avec un grand sourire. Il ne s'était pas trompé et visiblement le jeu l'amusait. Christian n'en revenait pas. Si Sam était capable de faire travailler sa mémoire sur les centaines de milliers de personnes classées au STIC, le fichier national des auteurs d'infractions, alors il trouverait peut-être le nom de l'homme présent sur la vidéo du parking.

Il se souvint de ce que lui avait dit Clivel, la veille : « Mauroy veut qu'on prenne une minorité, une fille, un Arabe ou un Black. Sam est handicapé, on va au-delà de ses espérances. OK, on ne l'embauche pas et c'est un simple témoin. Mais officieusement on claque le beignet à ce prétentieux de lieutenant, et on donne un peu de boulot à un gamin que les hôpitaux ont classé à la charge de la société à vie. Moi, ce genre de bonne action, ça me rend heureux. »

20

Ebola, du bout des doigts

Affaibli par la maladie, un mal de gorge persistant et la fièvre qui avait grimpé durant la nuit, je me réveillai moite de transpiration, presque grelottant. Le fait de n'avoir quasiment pas dîné la veille avait accentué ma fébrilité. Soudain je me souvins des brownies et du gâteau basque qu'Alisha avait pris soin de m'offrir pour le voyage. Comment avais-je pu les oublier hier soir ? Je sortis l'emballage de ma valise en savourant à l'avance le gout inimitable de la griotte mélangée à l'amande de la pâtisserie maison de Bixente. Le plastique transparent était devenu noir et quelque chose de confus grouillait à l'intérieur. Surpris, je le lâchai et il tomba au sol. Des milliers de microscopiques fourmis avaient profité du fait que le couvercle n'était pas hermétiquement fermé pour se glisser à l'intérieur. Elles avaient consciencieusement attaqué et grignoté chaque millimètre de mes réserves et une fine poussière chocolatée se mêlait désormais aux scories beiges du sablé basque. Le plus gros morceau encore intact devait mesurer un centimètre de long. Les fourmis s'étaient frayé un chemin jusqu'à ma valise et je remarquai une incessante avenue de pattes qui menait de l'extérieur à l'intérieur de la case. Dégoûté autant que dépité, je vidai les miettes un peu plus loin en espérant attirer les mandibules voraces au-dehors.

Une table était dressée devant nos bungalows et quelqu'un avait eu la délicatesse de nous servir un petit déjeuner. Je m'approchai et observai en espérant que mon appétit serait comblé. Il y avait un pot d'eau chaude, du café lyophilisé, du beurre à l'air libre sur lequel avaient dû se poser deux cents mouches, et des sachets de confiture sous plastique.

— Vous êtes pâle, me dit Filipo qui se trouvait, habillé d'une tenue légère et rasé de près, devant moi.

— Je crois que j'ai chopé quelque chose, je ne me sens pas bien du tout.

— Si vous voulez, j'ai de l'aspirine…, proposa-t-il en cherchant dans la poche arrière de son pantalon, puis dans celle de sa veste.

— Volontiers.

Il partit dans sa cahute et revint avec un tube, qu'il me confia.

— Gardez-le pour le moment, je ne suis pas sûr que l'on trouve un médecin facilement.

Je l'ouvris en le remerciant.

— Pendant que vous déjeunez, je vais appeler le consulat. Je suis curieux de connaître l'activité réelle de cette entreprise.

J'avalai le médicament et me jetai sur deux morceaux de baguette de pain très blanc que je recouvris d'une confiture à la fraise qui avait la couleur du sang, l'aspect de la gelée et un goût insipide légèrement sucré. Après tout, Filipo semblait parfaitement bien se porter. Je devais cesser de me méfier.

Il revint alors que je trempais un bout de tartine dans mon café.

— J'ignore comment vous pouvez manger cette marmelade chimique, j'ai préféré opter pour le beurre.

Je déglutis avec peine. Depuis notre arrivée, je brillais par mes choix improbables.

— Alors ? demandai-je pour changer de sujet.

— Microcrédit confirmé. Elle aide les mères de famille à vendre leur artisanat local. De petits emprunts qui leur permettent d'acheter des métiers à tisser, qu'elles remboursent très lentement, quand elles le peuvent.

— Sur le papier, tout est conforme…

— Exactement.

— Mélanie Bural est rentrée ?

— Non.

— Cette femme se fout de notre gueule ! Je vais voir son adjoint.

Comment pouvait-on avoir le culot de bafouer l'autorité dans sa position ?

René se préparait un café, assis sous un arbre en dessous duquel trônaient une table en formica, trois chaises pliantes et un thermos.

— Bonjour, vous savez quand va revenir votre patronne ?

— Pas le moins du monde.

— Vous lui ferez passer un message. Nous sommes ici sous commission rogatoire pour l'auditionner en tant que simple témoin. Mais si elle continue à nous mépriser en ignorant notre présence, je suis convaincu que la juge considérera les choses différemment. Et c'est en France qu'elle viendra s'expliquer.

Son téléphone émit une petite musique. Il regarda son écran, lut le message et ajouta :

— Elle sera là bientôt.

— « Plus tard »… « Bientôt »… Vous nous menez en bateau. Mais le jour où on la ramènera au pays les menottes aux poignets, vous ne pourrez pas dire que vous n'étiez pas au courant.

Je retournai auprès de Filipo qui était aussi zen que j'étais remonté et lui relatai la teneur de notre discussion.

— Si on ne fait rien, je vais devenir fou. En l'absence de la fille Bural, on n'en profiterait pas pour interroger le personnel ?

— J'allais vous le proposer.

— Séparons-nous. À deux, ça fait interrogatoire, ils ne nous diront rien…

— Mon âge m'assure un certain respect des hommes, je m'occupe d'eux. Je vous laisse les femmes…, dit-il avec un sourire de connivence.

Il faut croire que les échos de ma réputation de tombeur étaient parvenus jusqu'à lui.

Les heures de la matinée s'égrenèrent sans que nous réussissions à soutirer des informations intéressantes aux employés. Nul doute qu'ils avaient été briefés. Mais un événement changea la donne un peu avant midi, lorsque je m'assis, déconfit et pantelant, devant une femme d'une soixantaine d'années. Je ne prononçai pas un mot, les yeux perdus dans les replis de la peau fripée de son cou.

— Ça ne va pas fort, mon garçon ? dit-elle en se penchant vers moi, ce qui eut le mérite de me sortir de ma catatonie.

Je hochai la tête négativement.

— Viens là, mon petit.

Je la suivis docilement, attendri par ce surnom que seul Bixente utilisait. Elle m'emmena dans une des salles que nous avions visitées la veille et souleva le voile de coton blanc qui cachait une des tables recouvertes de carrelage. Elle déplaça deux piles de livres et je découvris une cinquantaine de fioles et de tubes à essai disposés dans un ordre parfait. Elle saisit un flacon étiqueté d'un nom illisible qu'elle ouvrit pour en sortir une pipette dont elle versa cinq gouttes dans une cuillère à café.

— Avalez ça ! me dit-elle d'un ton péremptoire.

— Qu'est-ce que c'est ?

— Le remède pour votre gorge.

— Comment savez-vous où j'ai mal ?

— Vous présentez tous les symptômes d'une angine ou d'une infection, ça se voit comme le nez au milieu de la figure.

Je la considérai d'un autre œil. Elle portait un boubou orange qui couvrait ses épaules, enserrait sa poitrine et le reste de son corps. Une femme ordinaire, comme toutes les autres.

— Vous êtes une sorte de guérisseuse ? demandai-je en saisissant la cuillère qu'elle me tendait.

Elle éclata d'un rire tonitruant.

— Je suis médecin et ceci est un anti-inflammatoire et un anti-infectieux naturel que nous faisons pousser ici, dit-elle en me montrant le sirop. Il vous faudrait des antibiotiques, mais le peu qu'on a, on les garde pour les Burkinabés qui en ont bien plus besoin que vous.

Je déglutis et la douleur m'arracha un mauvais rictus. Je décidai de l'écouter et engloutis la substance. Le goût était très amer et je regrettai aussitôt mon geste. Son rire retentit à nouveau.

— Vous verriez votre tête, on dirait que vous avez vu la mort ! s'exclama-t-elle avant de s'en aller.

Je m'assis à nouveau et m'adossai à un mur à l'extérieur, les yeux mi-clos, en m'imposant de ne pas réfléchir à ce qu'elle venait de dire. L'envie de dormir me gagnait mais je me forçai à observer le va-et-vient des employés. Pas un métier à tisser à la ronde. Des femmes, pour la plupart, remplissaient des seaux d'eau qu'elles versaient dans de grandes barriques en métal. D'autres effeuillaient des branches d'arbustes, une à une, dont elles disposaient le substrat dans de grandes citernes. Les hommes alimentaient le feu. De quoi s'agissait-il ? L'odeur me mit sur la voie. Des effluves qui rappelaient vaguement le camphre émanaient de cet endroit. Comment avais-je pu être naïf à ce point ? La présence même de cette femme médecin avec son diagnostic sûr le prouvait : nous étions dans une fabrique pharmaceutique locale. Pourquoi Mélanie cachait-elle cette activité en rapport direct avec celle de son père ? Et s'il ne s'agissait pas de médicaments, que préparaient-ils ?

Une main se posa sur mon épaule et je sursautai. Filipo.

— Vous devriez vous reposer un peu, on dirait que vous avez vu la mort.

Ils s'étaient donné le mot. J'avalai ma salive en plissant les yeux de douleur. Le goût de l'étrange mixture s'imposa de nouveau et j'eus des sueurs froides à l'idée que l'on venait peut-être de m'empoisonner. Je racontai au commissaire le manège du personnel en lui montrant les cuves d'extraction des substances issues des plantes. Il se rendit à l'évidence.

— Ce n'est pas très malin. Ils se doutent bien que même si on ne connaît rien à la pharmacie ou à la chimie, leur activité n'évoque absolument pas celle d'une banque ou d'un quelconque métier à tisser.

Alors je lui relatai l'intervention de la toubib et de la potion que j'avais ingurgitée sans opposer la moindre résistance. Il resta de marbre un instant, semblant réfléchir intensément.

— Et comment vous sentez-vous ?

— Comme un zombie…

Il s'approcha de moi et se mit à chuchoter en ne cessant de tourner la tête de droite à gauche, pour scruter d'éventuelles oreilles indiscrètes.

— Il y a quelque chose qui m'échappe, Clivel. Nous venons au Burkina Faso pour rencontrer Mélanie Bural au sujet de la mort de trois personnes dont l'une d'elles est probablement décédée suite à un empoisonnement. Et lorsque vous réalisez précisément qu'il ne s'agit pas de microcrédit, une femme sans blouse blanche et qui prétend être médecin vous présente un liquide dont vous ne savez rien et vous vous empressez de l'absorber ! Mais bon Dieu vous êtes tombé sur la tête !

— Je ne comprends pas ce qui m'a pris. C'est comme si elle m'avait envoûté.

— N'en faites pas trop, ces choses-là n'existent pas. Vous manquez de bon sens, c'est hallucinant !

Je n'avais pas la force d'argumenter.

— Qu'est-ce qu'on fait ? demandai-je en le regrettant aussitôt.

Mon image de cador de la PJ venait de s'effriter à jamais.

— Je ne vous lâche pas d'une semelle et au premier symptôme inquiétant, je nous fais rapatrier d'urgence. Quant à l'enquête…

— Bonjour messieurs, dit une jeune femme en nous interrompant.

Elle avait une trentaine d'années. Très grande et presque maigre, elle se tenait légèrement voûtée. Ses cheveux châtains étaient remontés en un chignon désordonné qui entourait un visage au regard très doux. À la couleur de sa peau particulièrement blanche, il ne pouvait s'agir que de notre hôte. Je fus surpris de constater l'absence de traces de bronzage. Soit elle passait le plus clair de son temps à l'intérieur des bâtiments, soit elle ne vivait pas sous le soleil d'Afrique.

— Je me présente, Mélanie Bural. Je ne vous serre pas la main, je suis désolée mais je suis peut-être contagieuse.

— Ça fait deux jours qu'on vous attend ! ne pus-je m'empêcher de répliquer.

— Pardon pour le retard, mais lutter contre la mort est plus urgent que de veiller les morts.

Elle avait le sens de la formule et n'hésitait pas à dramatiser son entrée. J'observai ses vêtements et me rendis compte que son chemisier et son pantalon de toile étaient parfaitement repassés, signe qu'elle venait de se changer, et par conséquent de se doucher. Son excuse pour ne pas nous serrer la main paraissait bidon.

Je pris sur moi pour sortir de la léthargie dans laquelle je végétais et tentai de trouver les bons mots pour en venir aux faits. Je voulais lui faire avouer que son entreprise s'occupait de pharmacie. Il fallait que je sache si elle concurrençait ou si elle alimentait celle de son père.

— Depuis quand vous préoccupez-vous du virus Ebola ?

— 2013. Date à laquelle l'épidémie s'est développée en Guinée, puis en Sierra Leone et au Liberia, avant de toucher l'Europe et les États-Unis pour la première fois.

— C'est à ce moment-là que vous décidez d'abandonner le microcrédit pour la pharmacie ?

— Vous faites erreur. On n'a pas besoin de se consacrer aux médicaments pour s'intéresser à Ebola. Ici, que vous soyez garde-forestier, femme au foyer ou agriculteur, vous vous préoccupez de ce satané virus. Vous n'avez pas le choix. L'envolée de l'épidémie est telle que vous devez vous tenir informé de là où il a frappé la dernière fois, afin d'éviter de l'attraper. C'est une question sanitaire, une question de vie ou de mort.

Bon sang, ils n'avaient que ce mot à la bouche.

Nous échangeâmes un regard entendu avec Filipo. Elle nous prenait pour des cons. Nous étions convaincus que le microcrédit demeurait une couverture. Mais cela n'avait pas d'importance pour le moment. Notre mission consistait à la faire parler, à la mettre en confiance et à lister les invraisemblances qu'elle nous servirait. En prenant note de l'accumulation de ses mensonges, nous pourrions les lui jeter au visage un peu plus tard et, ainsi, obtenir des aveux.

— Je crois que vous ne réalisez pas du tout l'ampleur de la catastrophe, renchérit-elle. Venez dans mon bureau, vous allez comprendre.

Elle se dirigea vers la seule pièce des locaux que nous n'avions pas visitée la veille. Elle donna deux tours d'une clef qu'elle rangea ensuite dans la poche de son pantalon, puis poussa la porte et se dirigea vers une grande table de bois brun sur laquelle reposait un ordinateur portable. Des persiennes diffusaient la clarté du soleil en un halo beige. En dehors d'une étagère couverte de classeurs qui se trouvait derrière elle, les autres murs soutenaient une bibliothèque remplie de livres consacrés aux plantes ou à la santé. Une preuve de plus de son intérêt pour les propriétés des végétaux. Elle pianota sur son clavier et tourna l'écran vers nous après nous avoir proposé de nous asseoir à ses côtés. Puis elle fit défiler un certain nombre de coupures de presse en les commentant.

— Le premier cas de virus Ebola fut déclaré au Zaïre en 1976. Comme pour toute mort étrange ou suspecte, il y a eu une autopsie.

Les images se succédaient et présentaient des organes sanguinolents. La salle d'opération d'où les photos avaient été prises dévoilait un amas de chairs rougies et tuméfiées, déposées dans des bocaux en verre. Je vis Filipo gigoter sur sa chaise pour essayer, en bougeant, d'échapper à ce déballage d'hémoglobine. La couleur du sang qui dominait sur chaque document me remémora ma tartine du matin et j'eus un spasme qui se transforma en hoquet. Malgré l'atrocité de ces photos, j'avais faim. Elle reprit ses commentaires.

— Personne ne s'attendait à un tel constat. Les reins et le foie du malade étaient détruits et chaque organe s'était liquéfié. Lorsque le virus a commencé à se propager à d'autres personnes, les médecins ont pratiqué des opérations pour tenter de comprendre ce qui se passait. Toutes les tentatives chirurgicales menées dans l'espoir de guérir la personne se transformaient en arrêt de mort quasi certain. On ignorait alors qu'en touchant ainsi le malade, on répandait la mort à tous ceux qui se trouvaient alentour. Le virus se développe dans les couloirs des hôpitaux plus vite qu'une armée de fourmis.

Je songeai à celles qui avaient déchiqueté mes brownies et un frisson me parcourut le dos.

Les vidéos qui suivirent s'avérèrent pires.

— Quand trouvez-vous le temps de vous occuper des personnes atteintes d'Ebola ? demanda Filipo en cessant de regarder l'ordinateur.

— Dès que mon emploi du temps me le permet, je pars en Guinée dans un dispensaire, afin de les aider.

— Et votre absence ne met pas en péril votre entreprise ?

— Je suis entourée par des personnes qualifiées qui me remplacent aisément, me répondit-elle. Je ne peux pas fermer les yeux et faire comme si je ne savais rien. Nous sommes face à un problème majeur, d'ampleur internationale.

Mélanie semblait sincère. Beaucoup de générosité et d'abnégation émanaient d'elle. Cette femme qui se préoccupait du sort dramatique de ces malades avait-elle néanmoins provoqué la mort de son père et celle de son ancien amant ?

Soudain je songeai à ma fièvre et à ce mal de tête de plus en plus présent, et j'en vins à craindre le pire. Et si j'avais attrapé Ebola ? Cette subite paranoïa renforça mes doutes. Le virus attaquait-il déjà mon cerveau ?

— Quelles sont les chances d'en réchapper ? ne pus-je m'empêcher de demander.

— La souche Ebola Zaïre possède le taux de mortalité le plus élevé jamais atteint par un virus. Quatre-vingt-dix pour cent des personnes infectées perdent la vie. C'est absolument effrayant. Quiconque a un jour croisé le regard d'un de ces condamnés décide généralement de ne plus jamais y être confronté. Voilà pourquoi, dans certains hôpitaux de brousse, on préfère ignorer ceux qui ont été diagnostiqués positifs. Ils sont mis en quarantaine et pratiquement abandonnés. Même les combinaisons spatiales les plus efficaces ne réussissent pas à rassurer le personnel. Certains médecins et infirmières continuent les soins, malgré tout, au péril de leur vie. Ce sont des héros. Le problème est qu'on ignore réellement comment le virus passe d'un hôte à l'autre.

— Et comment on sait qu'on est atteint ? demanda Filipo qui, tout comme moi, n'en menait pas large.

— La maladie se déclenche trois à quatorze jours après le contact avec le virus. Ce que le sida accomplit en dix ans, Ebola le réalise en sept jours. Le sida se transmet par les voix sanguines ou sexuelles, l'Ebola, ce serait par contact et par l'air. Potentiellement, il peut éradiquer l'ensemble de la population mondiale en six semaines. Actuellement, nous en sommes à onze mille morts.

Mélanie regarda sa montre et se leva en lançant : « Excusez-moi, j'ai un coup de fil à passer, je reviens. »

Le ton qu'elle employait, l'atrocité des photos et des vidéos, les informations toutes plus dramatiques les unes que les autres… j'étais impressionné et curieux de savoir comment le vivait Filipo. Il me devança en se tournant vers moi.

— Qu'est-ce que vous en pensez ?

— Flippant ! Et vous ?

— Mort de trouille.

— Vous trouvez ça normal qu'une banquière soit au courant de toutes ces notions ? Elle aurait envie qu'on s'en aille d'ici, elle ne ferait pas autrement.

— Bien vu, Clivel. Elle veut qu'on lui foute la paix et qu'on cesse de l'ennuyer avec nos questions. Il me semble que le microcrédit concerne une démarche de proximité. Or elle a parlé de la Guinée, c'est à cinq cents kilomètres d'ici.

— Elle nous a déposé une charogne devant le nez en espérant qu'on prendrait la tangente, mais moi je suis comme beaucoup d'insectes que je respecte profondément, je n'ai pas peur de mettre mon nez dans la merde.

— On m'a dit ça, répondit le commissaire. Vous vouliez être entomologiste.

— Oui, avant que la mort de mon père ne vienne tout chambouler. D'ailleurs, je réalise qu'elle ne nous a pas posé une seule question concernant le décès de son père.

Une ombre furtive glissa sur le sol et m'incita à me retourner. La fille Bural se trouvait devant le chambranle de la porte et nous écoutait sans bouger. Depuis quand était-elle présente ?

— Il m'est impossible de nier que mon père et moi, nous étions en conflit. Mais je ne l'ai pas tué. J'ignore quand il est mort, mais je peux prouver que je n'ai pas quitté l'Afrique depuis plusieurs années. Je n'ai plus de père depuis bien longtemps. Son enveloppe vient de disparaître, certes, mais son âme était perdue. J'espère qu'il trouvera le repos. Pour le reste je suis désolée, mais j'ai beaucoup de travail, nous continuerons demain.

Ce n'était pas une audition. Mélanie était interrogée comme simple témoin et nous ne pouvions l'obliger à rien. Nous étions tributaires de son bon vouloir. La CRI n'allait pas durer éternellement. Elle le savait et en jouait. Il y avait de quoi fulminer.

— Que les choses soient dites. Vous avez peut-être l'impression de gagner du temps, mais vous en perdez. Plus les jours passent et plus nous vous considérons comme suspecte. Bientôt c'est au juge qu'il faudra en référer et le jour où vous serez en taule, vous regretterez de nous avoir trimballés comme des bleus.

Elle m'observa sans ciller et se remit à consulter ses dossiers comme si je n'existais pas.

21

Contagion mortelle

Je ne souffrais plus de la gorge. Le devais-je à la potion bizarre que j'avais bue le matin ? J'avais du mal à considérer l'aspect positif de ce léger mieux à cause d'une douleur au crâne qui s'intensifiait. Je ne cessais d'envisager Ebola. Quels étaient les premiers symptômes ? Et la phrase de Nathan ! Il avait évoqué une maladie puis la mort. Peut-être allais-je finir mes jours ici.

Je repris une aspirine et décidai d'acheter des gâteaux secs dans une petite épicerie en guise de déjeuner avant de me coucher. Filipo, qui ne se sentait pas très bien, fit de même. Une équipe de choc !

Je me réveillai à 13 h 50. Le commissaire, assis dans un fauteuil de rotin devant son bungalow, prenait des notes non sans oublier de grignoter les angles en papier de ses documents. L'étau sur ma tête s'était un peu desserré mais la douleur rivalisait avec une nouvelle sensation abdominale très désagréable, qui ressemblait à des crampes. Je courus m'observer devant une glace afin de vérifier que mes yeux n'étaient pas injectés de sang. En dehors de mon front qui perlait de sueur, je paraissais normal. Dans sa version la plus fulgurante, le virus se déclarait en trois jours. J'étais en train de calculer le moment où nous devions repartir en France lorsque j'entendis que l'on s'adressait à moi.

— Que comptez-vous faire ? me demanda mon patron.

Devais-je partager mes craintes concernant ma santé avec lui ? Non. J'allais passer pour un imbécile.

— Revoir Mélanie. Il faut maintenir la pression et l'interroger. Nous lui avons laissé trop de répit jusqu'à présent. Maintenant qu'elle est là, c'est terminé.

— Il est important de vérifier son alibi et ceux de ses proches. Je viens d'acquérir la liste de l'ensemble des employés de « Crédit-vie ». Je vais demander aux collègues qui nous ont amenés ici de me conduire là où je pourrais faire des vérifications. Contrôler que personne n'a quitté le pays au cours des sept derniers mois. Si vous quittez ce lieu, tenez-moi au courant par texto.

— Entendu.

Il était temps que je montre à Filipo que ma réputation d'enquêteur n'était pas surfaite. Il prenait toutes les initiatives et je ne faisais que suivre ses directives comme un gentil chiot. Je décidai de ne plus penser à mes symptômes inquiétants et de commencer les investigations.

Mélanie Bural se trouvait dans son bureau, plongée dans la pénombre de ses volets fermés, en train de noter des informations sur son ordinateur. Aussitôt qu'elle me vit, elle se leva et me sourit, plus avenante que jamais. Mon discours de la veille l'avait-il fait réfléchir ? Le matin même, j'avais pris une décision. L'affronter ne servirait à rien. Si elle était confrontée, au quotidien, aux images qu'elle nous avait montrées, je ne réussirais pas à briser sa carapace. Je devais l'amadouer. Pour recevoir, il fallait d'abord donner, et trouver le moyen de me confier.

— Vous êtes seul ?

— Oui, mon collègue est parti vérifier votre alibi.

Un peu de franchise aidait parfois à assouplir les angles des sujets les plus coriaces.

— Je vois.

Elle jeta un coup d'œil à sa montre et sortit pour regarder le temps qu'il faisait. Des nuages noirs cachaient l'horizon, mais ils étaient si loin qu'ils ne semblaient pas menaçants.

— On va le tenter, à cette époque il pleut rarement et ce serait un comble…, dit-elle sans terminer sa phrase.

Elle saisit un sac en bandoulière et une blouse blanche, puis ferma la porte et tourna sa clef à double tour.

— Où allez-vous ?

— Vous venez avec moi. Prenez une bouteille d'eau, un pull et rejoignez-moi au parking, la voiture beige, je vais vous montrer quelque chose.

Là, elle abusait. Je faillis sortir de mes gonds.

— On reste là. Je vais vous interroger, maintenant, et on ne va nulle part.

— Il faudrait savoir ce que vous voulez ! s'emporta-t-elle. Je vous propose de vous montrer ce que l'on fait réellement… Alors sortez de votre rôle de flic grognon et venez avant que je ne change d'avis.

Elle mettait enfin un peu de bonne volonté. Je n'allais pas refuser l'opportunité d'y voir plus clair. Je décidai de la suivre.

Le bruit du moteur du 4×4 était assourdissant et il s'avérait difficile de discuter. Elle s'adressa à moi en élevant la voix.

— En Afrique, les notions de temps ne sont pas les mêmes qu'en France…

— C'est un argument un peu facile, vous ne croyez pas ?

— C'est la réalité. Je vis ici depuis trop longtemps pour rentrer dans votre speed. Ici, il n'y a qu'une seule priorité : rester en vie. Et croyez-moi, ce n'est pas simple.

Nous traversâmes une multitude de villages dont la périphérie présentait des dizaines de maisons en terre séchée, sans toit et à moitié construites, comme abandonnées. Des banlieues fantômes. Mélanie m'expliqua que c'était la manière dont les habitants faisaient valoir leur envie d'acheter une parcelle de terrain. Lorsque le nombre d'intéressés devenait suffisamment important, le gouvernement jugeait que l'endroit était viable et acceptait de vendre. Le plus souvent, il fallait attendre dix ans avant de recevoir une telle autorisation. Alors la construction des maisons pouvait s'achever.

Puis, au milieu d'un champ, on put voir trois huttes des plus sommaires qui affichaient un panneau solaire de la taille d'une planche à pain. Probable qu'ils ne devaient pas avoir plus de deux casseroles pour préparer leur tambouille, mais une ONG avait dû passer par là et leur avait offert l'électricité pour alimenter une ampoule.

Au bout d'une heure et demie, je commençai à trouver le trajet un peu long.

— Vous me ramenez en France par la route ?

— Ne soyez pas si pressé, vous ne le regretterez pas. Ici les secondes durent des minutes et les heures des jours. Il faut faire avec. Et vous avez intérêt à prendre votre mal en patience parce que nous quittons l'asphalte dans deux kilomètres. Après, ce sera du sable et de la terre.

J'oscillais entre l'impression qu'elle continuait à me rouler dans la farine et la conviction qu'elle était sincère. J'avais le sentiment de ne rien maîtriser.

Après trois heures d'un voyage qui s'était achevé par un chemin chaotique bordé de baobabs sans feuilles dont le tronc semblait deux fois plus gros qu'un chêne centenaire, Mélanie Bural coupa le contact. Nous étions immobiles au milieu de nulle part. Seuls deux panneaux se trouvaient devant nous. L'un indiquait « Parking du dispensaire de Notre-Dame », l'autre

« Attention, passage de migration des éléphants ». Surréaliste. J'observai les alentours en rêvant de voir un troupeau de pachydermes. Mais aucune habitation ni âme qui vive en dehors d'une savane d'herbes folles et d'arbres – manguiers, baobabs, acacias – qui poussaient çà et là. Sans que j'en comprenne le sens, la fille Bural restait dans le véhicule, comme prostrée, fixant un point invisible droit devant elle. « J'y vais ou pas ? » semblaient dire les rides de son front. Soudain, alors que mon regard cherchait un point de repère dans cet environnement, une déclivité attira mon attention. Dans le prolongement de son visage, légèrement à droite, se dessinait un petit sentier de terre rouge qui évoluait à travers les graminées et de vieilles plantations de coton.

— Nous sommes arrivés, enfin presque, dit-elle d'un air grave. Il ne nous reste plus qu'un kilomètre de marche à pied. Ça ne vous fait pas peur ? Vous avez l'air costaud, conclut-elle sans attendre ma réponse.

Je n'en pouvais plus. J'étais harassé par la fatigue et la frustration d'être venu ici pour rien.

— J'espère vraiment que vous n'êtes pas en train de vous foutre de ma gueule.

Elle ne répondit pas, ferma son tout-terrain et glissa la clef de contact dans son sac. Puis elle s'avança d'un pas énergique vers le sentier.

À un moment, elle se retourna pour vérifier que je la suivais et elle me trouva accroupi en train d'observer un bousier poussant une boulette d'excréments. Curieuse, elle revint sur ses pas et s'agenouilla.

— Je suis presque certain que c'est un *Pachysoma hippocrate*, dis-je en continuant d'observer l'insecte à carapace noire.

Je sentis son regard se poser sur moi.

— Depuis quand un flic s'intéresse aux bestioles africaines ?

— Depuis quand une femme d'affaires s'intéresse aux problèmes sanitaires majeurs ?

Avant qu'elle ne réplique, j'enchaînai :

— Chez certains bousiers, il existe des mâles machos et des mâles satellites, un peu efféminés. Ceux-là, plus chétifs et d'apparence inoffensive, profitent de l'inattention du mâle principal pour « sauter » la femelle. Un camouflage physique en vue de procréer, c'est incroyable, non ?

Pourquoi avais-je raconté cette anecdote digne d'un vrai obsédé sexuel ?

— Je l'ignorais, répliqua-t-elle sans s'offusquer.

Nous reprîmes la marche, mais Mélanie s'arrêta au pied d'un acacia et posa sa main sur le tronc. Elle se tourna vers moi.

— Dans le genre improbable, il y a plus fort encore. Savez-vous que cette espèce d'arbre arrive à communiquer avec ses congénères alentour, lors des approches massives de gazelles ? L'arbre qui se fait boulotter toutes ses feuilles émet une phéromone qui, portée par le vent, indique aux autres végétaux la présence des antilopes. En recevant ce signal, les acacias fabriquent un poison qui les rend impropres à la consommation. Du coup, les gazelles s'en vont et le feuillage des autres arbres est préservé.

— C'est la preuve que la nature est douée d'empathie, et que certaines plantes « parlent » entre elles, affirmai-je.

— On dirait que je ne vous apprends rien…

— Disons que je m'intéresse aux végétaux et aux insectes depuis très longtemps.

— Vous me surprenez, dit-elle en remontant une mèche de ses cheveux.

C'est la phrase que j'attendais pour entamer les confidences. Je lui avouai être passionné de nature mais que différents événements familiaux m'en avaient quelque peu éloigné. C'est alors qu'elle prit la parole.

— Moi, j'étais très proche de mon père. Je me suis tournée vers la chimie, j'étais brillante, je marchais dans ses traces. Et puis un jour, en visitant un de ses laboratoires près de Paris, je l'ai vu traiter des cochons d'Inde de manière inconcevable. Il testait des produits cosmétiques. Les pauvres bêtes dont on avait arraché les poils avaient la peau à vif. Elles hurlaient, c'était inhumain. Je n'ai rien dit et je me suis penchée avec minutie sur son activité. J'ai découvert le monstre qu'il était. Cela m'a pris un an pour en saisir l'ampleur. Je l'ai même accompagné en Afrique. Il finançait un laboratoire qui travaillait sur plusieurs vaccins. Il testait les produits sur les singes, puis sur les Africains eux-mêmes. À la suite de certaines injections, des infections pouvaient se déclarer dans plus de quatre-vingt-onze pour cent des cas. Les Africains étaient transformés en cobayes et mouraient en masse ou finissaient, au mieux, mutilés, leurs membres attaqués par la gangrène. Mon père a élaboré tous ses médicaments en faisant des tests sur ce continent. Les errances d'une médecine impériale. En matière de pharmacologie, la prise de risque doit être calculée en fonction du rapport entre le bénéfice escompté et le danger encouru. Or mon père est allé trop loin. Je me suis installée ici pour réparer ses torts. Et vous avez raison, notre activité n'a absolument rien à voir avec le microcrédit.

Je masquai ma surprise face à cet aveu si soudain. Sa réaction était louable, mais désormais elle possédait à mes yeux un mobile. Les Burkinabés l'avaient peut-être encouragée à se débarrasser de Roger Bural. Jusqu'où pouvait-on aller pour réparer les erreurs de son propre père ?

Elle interrompit notre discussion parce que nous étions visiblement arrivés à destination. Un grand bâtiment de plain-pied, construit en « L », s'imposait face à nous. Deux cents mètres plus tôt, on ne voyait rien, il était comme sorti des entrailles de la terre. Un homme habillé en tenue de camouflage brandit une sorte de pistolet très court et le dirigea vers le front de Mélanie, qui ne broncha pas. Décontenancé autant qu'épuisé, je ne réagis pas. Un bip se fit entendre.

— 37,2 °C, dit-il en me faisant signe d'avancer.

Un thermomètre !

— 37,6 °C, ajouta-t-il en l'ôtant de mon visage.

Inquiet, il se tourna vers Mélanie. Apparemment, mon aspirine commençait à ne plus faire effet.

— C'est la chaleur, ne t'en fais pas, dit-elle au vigile pour le rassurer sur mon compte.

— Pourquoi tant de précautions ? demandai-je.

— Vous allez comprendre.

— Je suis un peu fébrile, je ne risque rien ? dis-je en réalisant soudain pourquoi nous étions dans ce dispensaire.

— Suivez-moi, imposa-t-elle sans me répondre.

Elle se dirigea vers une casemate de laquelle elle sortit deux housses en plastique qui contenaient des tenues « de cosmonaute » assez rudimentaires qu'elle déplia, trois paires de gants pour chacun de nous et des masques de tailles différentes pour nous couvrir le visage.

Je lui rendis aussitôt l'ensemble.

— Il n'est pas question que je prenne de tels risques et je ne comprends pas où vous voulez en venir.

— Depuis que vous êtes arrivé, vous me prenez de haut. Avant même de m'avoir laissée m'exprimer, vous avez considéré que j'étais coupable de la mort de mon père. Voilà pourquoi j'ai décidé de vous montrer qui je suis réellement ainsi que les combats qui m'animent. C'est la meilleure façon que j'ai de me disculper, ajouta-t-elle en me fixant droit dans les yeux. Enfilez cette tenue et ne touchez pas cette barre de fer à l'arrière du dispensaire car les « positifs » s'en servent pour tenir debout. L'endroit est hautement contagieux.

— Vous êtes inconsciente ! Je l'enfile tant que je suis ici, pour éviter toute contamination, mais je vous préviens, je ne rentre pas dans ce bâtiment.

— Comme vous voulez.

— Mais bon sang, qu'est-ce qui se passe dans votre tête ? Je veux vous interroger, et tenter de comprendre. Si vous n'avez absolument rien à vous reprocher, à quoi vous jouez ? Au lieu de ça, vous me faites perdre trois heures sur un timing déjà serré et vous prenez le risque d'attraper un putain de virus !

— Vous vous trompez sur toute la ligne. J'ai déjà attrapé Ebola, il y a deux ans. Il s'en est fallu de peu mais j'en ai réchappé. Depuis, je suis immunisée. On ne peut pas l'avoir deux fois.

— Et cette combinaison, alors ?

— Pour protéger mes collègues. On les jette après chaque utilisation. Comme ça on limite les risques de transmission entre nous.

— Et qu'est-ce que vous vouliez me montrer qui ne pouvait pas se faire dans votre centre ?

— Le spectre d'Ebola, agrippé au visage de tous ceux qui en sont atteints.

— Votre vidéo d'hier ne suffisait pas ?

— Pas assez concret. Il faut voir ces pauvres gens se vider de leurs tripes. Ça commence avec des diarrhées et des vomissements, puis la fièvre monte chaque jour un peu plus. Ils savent qu'ils n'ont que dix pour cent de chances d'en réchapper vivants. Ici, malgré tout, ils s'en sortent un peu mieux.

— On est où ?

— Top secret, je ne peux pas en parler. Même le gouvernement l'ignore.

Nous n'avions pas franchi de douane, par conséquent nous étions toujours au Burkina Faso. Un coup d'œil à mon portable. Il n'y avait pas de réseau. Instantanément, je réalisai avoir oublié de prévenir Filipo de mon départ. Si cette femme se révélait malveillante, j'étais acculé dans une souricière. Il était temps d'en venir au motif de notre venue.

— Qui a tué François Mormont, le chauffeur de votre père ?

— Il a été empoisonné. C'est une pratique courante ici.

J'allais lui poser une autre question lorsqu'elle me tourna le dos. Couverte de son costume blanc des pieds à la tête, elle se dirigea vers le dispensaire et disparut dans une des pièces. Je bouillais, dans tous les sens du terme. Je m'assis à terre, transpirant comme un veau dans mon vêtement plastifié. La tête me tournait et mon mal au ventre s'intensifiait. Pour la première fois de ma vie, je me sentis l'otage de mon corps. Si je devenais invalide, même la meilleure idée ne réussirait pas à me sortir de ce trou à rat.

Mélanie Bural revint vers moi avec un seau à la main et je m'écartai d'elle par réflexe. Je devinai un sourire derrière son masque. Nul doute qu'elle utilisait son immunité pour m'effrayer. Elle tournait le dos au bâtiment. Un mouvement m'incita à le regarder. Deux hommes portaient un brancard sur lequel reposait un grand sac fermé, plastifié blanc et opaque. On devinait le corps d'un homme. Sur un côté, une matière sombre et liquide ballottait à l'intérieur. L'avait-elle approché et touché pour que sa combinaison soit souillée par le virus afin de me le transmettre ? Elle ne risquait plus rien. Mélanie était une arme de destruction massive à elle seule. Deux femmes, elles aussi en tenue spéciale, pleuraient doucement en s'accoudant à un rebord de la fenêtre.

— C'est Ibrahim, un de nos collègues. Son cœur a lâché il y a une heure. C'est le huitième infirmier qui décède en quatre mois.

— Le corps va être brûlé ?

— Surtout pas, les virus aiment la chaleur et deviennent plus agressifs. Nous allons l'enterrer dans un cimetière de fortune. Le problème est que quatre-vingts pour cent des contaminations se font lors des transports des personnes décédées. Ce corps, à cause des morceaux qui se désagrègent, vient d'atteindre le pic de son pouvoir contagieux. Un grand nombre de fossoyeurs sont décédés depuis le début de l'épidémie.

Instantanément mon estomac se noua et je crus que j'allais vomir de trouille. Le silence avait disparu car le martèlement de mon cœur devenait assourdissant. Ebola, c'était une implosion massive qui n'attendait qu'une faille pour répandre sa bouillie de particules virales avant de s'amplifier dans son nouvel hôte. Qu'est-ce que je foutais ici ?

— Ça commence à bien faire ! hurlai-je. Ramenez-moi tout de suite à votre centre. Je ne veux pas rester une minute de plus sur ce site.

— C'est impossible, dit-elle en levant la tête.

Tel un tsunami, une barrière de nuages noirs approchait à une vitesse phénoménale, promettant une déferlante de pluie d'une grande violence. Un grondement sourd, lourd de menace, se faisait de plus en plus présent.

— C'est une tempête cyclonique, c'est très rare à cette époque. Beaucoup trop risqué de partir. Pas de chance, ajouta-t-elle sans se donner la peine de montrer qu'elle le pensait.

Je me souvins de son regard vers le ciel avant notre départ. Une aubaine pour ses desseins. Tout était calculé. J'étais son prisonnier. Un instant, je songeai à lui arracher son sac pour prendre les clefs et filer avec la voiture. Mais pour aller où ? La nuit allait tomber. Je ne voyais même plus le sentier qui nous avait menés jusqu'ici. Que faire ?

— Dépêchez-vous, me lança-t-elle en se dirigeant vers une masure en terre qui se trouvait à cinq cents mètres au nord du dispensaire. Nous sommes bloqués ici jusqu'à la fin de la tempête.

Il commença à pleuvoir des gouttes de la taille d'une olive et je décidai de rester sous la pluie en espérant nettoyer ma combinaison. Mais soudain le vent se leva et fit chahuter les branches des arbres qui ondulèrent comme de vulgaires marionnettes. Une rafale faillit m'emporter et je courus m'abriter. La fille Bural m'attendait sous un auvent de tôle ondulée, à côté d'une jeune femme noire.

— Tania va arroser votre combinaison de chlore, comme ça vous pourrez l'enlever. Elle fait partie des rares rescapés, elle aussi. Prenez ce seau et nettoyez-vous avec. L'eau de Javel ne peut rien contre le virus mais il donne l'illusion de s'en prémunir. C'est important de garder le moral.

Puis elle me contourna.

— Où allez-vous ? lui demandai-je.

— Ici, on fait confiance jusqu'à preuve du contraire. Je vous laisse méditer cette phrase. Demain est un autre jour.

Et elle retourna vers le dispensaire.

J'avais beau me laver les mains avec le produit javellisé, une seule vision me hantait. J'avais parlé à Mélanie alors qu'elle avait sans doute approché un homme mort, contaminé par le virus. Ma combinaison enlevée, j'avais découvert une irritation qui me démangeait la peau du cou. La panique commençait à me gagner lorsque j'entendis la jeune femme me parler.

— Il ne faut pas gratter, dit-elle timidement.

J'utilisai mon portable en mode appareil photo inversé pour regarder l'aspect de l'ensemble. Je n'osais pas y toucher mais de petites boursouflures apparaissaient sur une zone qui s'élargissait. Je la vis prendre un couteau et, pendant quelques secondes, mon cerveau imagina le pire, avant qu'elle ne sorte pour couper une branche d'aloe vera qui poussait à l'angle de la cabane. Elle en fit couler le liquide visqueux et en badigeonna mon cou. La sensation était fraîche et agréable. Je fermai les yeux et songeai à Alisha. À la chaleur de ses doigts, à son amour… À Viviane, l'araignée de Nathan qui logeait au cœur d'une euphorbe que son grand-père avait rapportée d'Afrique. Soudain, le mariage avec Alisha me parut une évidence. Je l'aimais, je n'avais plus aucun doute. Je me promis de l'épouser. Mais auparavant, il fallait que je sorte de cette impasse et que, d'une manière ou d'une autre, je rentre au plus vite, sain et sauf, à Paris.

Tania me tendit un grand bol de légumes qui baignaient dans une sorte de semoule, probablement du manioc. Elle déposa également une mangue mûre mais encore ferme, puis elle disparut. J'observai la mixture en me demandant que faire. Mon ventre gargouilla de plus belle, me faisant réaliser que cela faisait plus de deux jours que je n'avais pas pris de repas digne de ce nom. Soit je faisais l'impasse et continuais à m'affaiblir, prenant le risque que mon organisme ne cède face au virus, soit je l'avalais et je prêtais le flanc à un éventuel empoisonnement. Il existait une troisième possibilité : je ne courais aucun danger, nous étions dans une sorte de simulacre manigancé pour nous faire quitter le pays au plus vite. Une dernière hypothèse pouvait être envisagée : Mélanie n'avait rien à voir avec la mort de quiconque et ne nous voulait aucun mal. Elle cherchait juste à revendiquer son innocence.

Aucune intuition ne me venait et je décidai de prendre ce dîner, qui s'avéra délicieux. Rasséréné, les dernières heures que je venais de vivre me revinrent. Toute ma psychose autour d'Ebola était née des photos et vidéos qu'elle nous avait présentées la veille. Soudain, je fus convaincu qu'il n'y avait pas de malades atteints du virus dans ce dispensaire bidon, perdu au milieu de nulle part. N'importe quel hôpital, même de brousse, avait l'électricité. Or il demeurait dans le noir complet. L'objectif était de m'effrayer et le stratagème avait parfaitement fonctionné.

J'attendis que la tempête se calme un peu puis, malgré une nuit sans lune, je me dirigeai lentement vers le bâtiment. L'obscurité était trop menaçante et, pour éviter de tomber, j'utilisai l'application « torche » de mon portable dont il ne restait que peu de batterie. Des bruits de pas furtifs et précipités s'éloignèrent de moi et j'essayai tant bien que mal de ne pas songer à l'animal auquel ils appartenaient. Peut-être des hyènes… Je hâtai le pas. Alors que je n'étais plus qu'à dix mètres du bâtiment, il se remit à pleuvoir.

Je stoppai ma progression. J'étais seul, livré à moi-même. J'allais mourir ici, sans autres témoins que mes amis les insectes. Le tonnerre gronda au loin et cela me fit frissonner. J'avançai vers la fenêtre qui donnait sur la pièce dans laquelle était entrée Mélanie Bural lors de notre arrivée. Noir total. Je m'approchai encore et posai mon front contre la vitre, les deux mains en œillères. Et soudain ce fut effroyable. Un éclair zébra la nuit et éclaira la pièce. Un mourant, couché dans un lit de fortune, me fixait de son regard morbide. Je hurlai et détalai à me rompre le cou. Je m'affalai dans ma hutte, tremblant, sous le choc. Ici, des hommes et des femmes mouraient d'Ebola et je venais d'en approcher un, sans aucune protection.

22

Un mort de plus

Cela faisait quatre fois que Christian tentait de joindre Yoann Clivel sur son portable, mais seule sa messagerie répondait. Deux jours que son binôme avait quitté la France et qu'il ne s'était pas donné la peine de venir aux nouvelles. Au cœur d'une enquête, cela ne lui ressemblait pas. Inquiet, il appela le commissaire Hervé Filipo.

— Bonjour patron, c'est Christian Berckman. Je n'arrive pas à joindre Yoann, annonça-t-il sans préambule.

— Moi non plus.

— Pardon ?

— Je n'ai aucune nouvelle de lui depuis hier soir. Il a laissé son chargeur de téléphone ici. Il doit être en rade de communication, et comme ils sont bloqués par la tempête…

— Où est-il ?

— Les employés m'ont dit qu'il est parti visiter une des entreprises gérées par Mélanie Bural. Ce qui m'étonne, c'est que je lui avais expressément demandé de m'avertir. Mais c'est son genre, je crois…

— Quoi donc ?

— De n'en faire qu'à sa tête et de n'avertir personne.

— Oui… mais…, hésita Christian.

— C'est bien ce que je pensais. Alors, vous en êtes où de votre côté ?

Christian lui confia le résultat du bornage. Parmi les centaines de numéros, ils avaient retrouvé celui de la propriétaire de la Golf, visible sur la vidéo alors que le meurtrier l'observait, ainsi que celui de Roger Bural. Aucun homme fiché pour un délit un peu sérieux n'avait matché.

— Vous avez vérifié la liste des employés du labo ?

— Oui. Ça ne donne rien. Ils dormaient tous chez eux.

— Bien. C'est tout ?

Christian hésitait. Il aurait préféré dévoiler directement à Clivel ce qu'Honfleur venait de découvrir.

— Accouchez, Berckman, vous connaissez le prix des communications !

— On a une mauvaise nouvelle dont on peut sans doute tirer parti.

Le résultat de la recherche de meurtres similaires sur l'ensemble du territoire était tombé. Il existait un troisième cas. Un homme tué d'un seul coup de couteau. Il s'agissait d'un pharmacien qui vivait à Bruneville près de Lyon, assassiné six mois plus tôt dans sa maison de campagne située au bord d'un lac, alors qu'il s'y était rendu pour pêcher. Le type, maigre et chétif, avait été poignardé au cou également.

— Félicitations, Berckman, c'est du bon boulot !

Christian ne répondit pas. L'initiative revenait à Yoann et c'est Honfleur qui avait fait les démarches.

— Avec un peu de chance, notre homme aura laissé des empreintes, une trace ADN. J'espère qu'il est fiché..., ajouta Filipo.

— Excusez-moi, mais je repensais à Clivel. S'il est dans une entreprise, il doit pouvoir être joignable sur une ligne fixe...

— À cause de la tempête, non. Tout le sud du pays est privé de communications et d'électricité.

— Ah. Vous pouvez lui demander de m'appeler quand il sera de retour ?

— Bien entendu.

Et il raccrocha.

Christian tournait en rond. Pourquoi avait-il donné les informations à Filipo ? Pour se faire mousser ? « Bon sang, je manque de confiance en moi », dit-il tout bas. Clivel allait enrager. C'était à lui, le chef d'enquête, que revenait la primeur des infos. Mais bon Dieu, pourquoi Yoann prenait-il toujours des initiatives sans en informer quiconque ? Où était-il ? Le fait de n'avoir pas réussi à le joindre l'ennuyait. Pour évacuer sa gêne et son manque de tact envers son binôme, il se leva et se dirigea vers les bureaux voisins.

Le lieutenant Mauroy se trouvait là. Il observait Sam derrière la porte.

— C'est quand même très spécial, annonça Mauroy d'un air narquois. Une idée de Clivel, j'imagine.

— Exactement. Il te fait dire que si tu voulais du minoritaire, on en a, du minoritaire.

— C'est ce qu'on va voir, répliqua-t-il.

— Ça fait plus de deux jours que Sam est là. Ponstain a donné son aval, tu n'y peux rien.

Christian claqua la porte sans rien ajouter. Puis il se rendit auprès du commandant Ponstain qui avait accepté de solliciter le jeune homme pour sa mémoire visuelle prodigieuse, trois heures par jour pendant une semaine. On ferait le point avant de renouveler l'expérience pendant une semaine de plus. Christian lui précisa avoir placé le gamin dans le bureau de Yoann.

— En l'absence de Clivel, c'est toi qui en es responsable. Tiens-moi au jus s'il y a le moindre problème.

— T'inquiète pas. Tout ira bien, répondit Christian en l'espérant sincèrement.

Sam était courbé devant l'ordinateur, le profil flou et encapuchonné du tueur de Roger Bural accroché sur le mur en face de lui. Le jeune homme consultait, une à une et avec une grande rapidité, les photos du STIC, le fichier national des auteurs d'infractions. Il découvrait chaque nouveau visage avec un sourire aux lèvres.

Un peu plus tard, le lieutenant Mauroy remontait le couloir, le chien Jean-Luc à ses côtés, lorsque, surpris par la lumière qui émanait du bureau de Yoann, il entra dans la pièce. Il s'approcha de Sam sans que ce dernier s'aperçoive de rien. Mauroy leva les yeux au ciel, effaré par les quelques secondes que prenait le jeune pour analyser chaque photo. Impossible de reconnaître une personne en allant aussi vite. Cette expérience était idiote. Comment Ponstain pouvait-il entrer dans ce jeu-là ? Alors il proposa à l'adolescent de prendre un café, mais le protégé de Yoann ne répondit pas. Mauroy avait beau chercher Sam du regard, l'autre faisait tout pour l'éviter. Le lieutenant s'évertuait à lui parler alors que le jeune homme n'y comprenait rien. Finalement, Sam commença à montrer des signes de tension évidente.

C'est ce qu'attendait le lieutenant pour filer chez le commandant Ponstain. Il lui relata sa rencontre avec le poulain de Yoann et ses réactions bizarres. D'après lui, sa présence dans les locaux de la police relevait de l'inconscience. Ponstain le rassura, non sans avouer quelques doutes.

Personne ne se rendit compte que Jean-Luc, le berger australien d'Hervé Filipo, était resté couché aux pieds de Sam.

23

Entre rêve et réalité

À l'aide de la lumière de mon portable, je fouillai l'intérieur de la cabane. Sur une étagère de guingois, je trouvai des allumettes et un trognon de bougie. Je m'empressai de l'allumer. Mes mains tremblaient. Presque instantanément, mon téléphone s'éteignit. La batterie venait de déclarer forfait. Sur un des renfoncements de la maisonnette, je découvris un âtre avec de vieilles branches à moitié calcinées. Je pris un papier qui traînait pour confectionner un petit feu. La lumière éclaira les murs et me rasséréna un peu. Je n'arrivais pas à réfléchir. Tous mes neurones se focalisaient sur un seul problème : je venais d'être en contact avec Ebola. Certes, derrière une fenêtre, mais Mélanie n'avait-elle pas décrit la zone comme ultra-contagieuse ? Je cherchai le seau qui contenait du chlore mais Tania avait dû repartir avec. Alors que j'étais accroupi, soulevant des pots et des calebasses pour dénicher un bout de savon ou n'importe quoi d'autre afin de me nettoyer, une petite tache noire attira mon attention. Une sorte d'éclaboussure. Une deuxième apparut en s'écrasant à mes pieds, sur le sol de terre battue. Je levai la tête vers le toit, croyant que la pluie s'infiltrait. Il n'y avait rien. Un goût de fer s'imposa dans ma bouche. Alors je compris. Du sang coulait de mon visage ! Je portai mes mains à mon nez et les tendis devant moi. Rouge vif. Je hurlai de douleur autant que d'effroi. Soudain, un éclair zébra la nuit. La masure n'avait pas de porte et une forme mouvante se trouvait devant l'entrée. Les flammes du feu éclairaient son visage. Il s'agissait d'une femme en robe longue bouffante, dont les bretelles larges laissaient ses épaules dénudées. Et toujours ses longs cheveux noirs coiffés en une tresse rangée de côté. Encore cette femme, celle de mon rêve ! Pour la première fois, sa bouche était dessinée et il émanait de son visage une douceur empreinte de tristesse. Sans savoir pourquoi, mon cœur se serra et une peine immense m'envahit. Elle s'approcha doucement de moi et je compris qu'elle portait une robe de mariée. C'était une projection de mes phobies ! La demande en mariage d'Alisha avait pris forme sous les traits d'un fantôme. Cela me rassura et mon angoisse s'atténua. Mais pourquoi étais-je incapable de bouger ? Ses lèvres s'ouvrirent et elle chuchota quelques mots : « Faire confiance jusqu'à preuve du contraire. » Le passé et le présent se bousculaient, le temps n'existait plus. Et comme par magie, elle disparut.

Instantanément, j'ouvris les yeux. J'étais couché à même la terre, haletant, en nage. Je n'étais jamais sorti de la hutte, je n'avais pas vu de mourant, je ne risquais rien. Je m'apaisai en songeant que tout n'était qu'imagination. Je venais de faire un cauchemar. La meilleure preuve en était ce foyer sans feu. Je touchai mon nez, indemne, et regardai mes mains propres, avant de réaliser que la bougie était allumée et posée là où je l'avais mise dans mon « rêve ». Mon portable n'avait plus de batterie non plus. Quand avait commencé ce foutu cauchemar et où s'arrêtait la réalité ? Il me semblait que la vision horrible de ce visage en train de mourir était trop réelle pour que je l'aie imaginée. Les propos de la « mariée » me revinrent. Il s'agissait des mots employés par Mélanie avant qu'elle ne s'éloigne. Devais-je faire confiance à la fille Bural ? Je m'assis en tailleur et entrepris un diagnostic de la situation. Je n'avais plus mal à la gorge ni à la tête. La fièvre avait disparu. Mon estomac ne me faisait pas souffrir et je pouvais attribuer mes crampes de la veille à la faim. On m'avait donné à manger, signe qu'on ne voulait pas me tuer. Le fait que je sois toujours vivant prouvait que personne n'avait voulu m'empoisonner. Certes, j'étais seul et sans moyen de communication, mais valide et en bonne santé. Dans trois à quatorze jours, je saurais si Ebola allait exploser dans mon organisme. Bon sang, pourquoi étais-je incapable de savoir si j'avais rêvé de ce mourant ou pas ? Il fallait que je trouve le moyen de rejoindre la civilisation pour appeler Filipo. Soudain, la clarté autour de moi se modifia. Je penchai la tête à l'extérieur et je perçus les premiers rayons du soleil. Rempli d'une joie intense, je m'étirai en regardant le bâtiment. La fenêtre derrière laquelle se trouvait le moribond me paraissait bien plus petite que celle que j'avais vue cette nuit. Ce n'était qu'un rêve. C'est incroyable comme les situations les plus inextricables prennent une autre couleur à la lueur du soleil. C'est le moment que choisit Tania pour entrer. Elle déposa un bol sur l'étagère et m'observa attentivement.

— Les boutons sur votre cou sont partis. L'aloe vera est très efficace face aux allergies et aux piqûres d'insecte.

J'avais oublié mes picotements.

— Oui, ça va mieux, dis-je pour m'en convaincre.

— Voici votre petit déjeuner, ajouta-t-elle en montrant le bol.

Une sorte de gelée blanche. On eût dit une boule de riz trop cuit.

— Du manioc ?

— On le mélange avec du sucre, c'est très bon.

Je goûtai. En effet, ce n'était pas mauvais, mais j'en avais marre de me nourrir de bouillie matin, midi et soir. Je rêvais de croissants ou d'une baguette de pain recouverte de confiture de framboises.

— Savez-vous où est Mélanie ?

— Elle s'occupe des malades. Le générateur est en panne et nous n'avons plus d'électricité à cause de la tempête.

— Combien de personnes sont suivies ici ?

— Il n'en reste plus que six, dont un enfant.

— Quand ce fléau va-t-il arrêter de se propager ?

— Malheureusement, personne ne le sait, répondit-elle. Mais madame Mélanie est à nos côtés et tout finira par s'arranger.

Sa confiance en elle semblait ne pas avoir de limite.

— Ils sont nombreux à vous aider ?

— D'un pays étranger, c'est bien la seule. Elle répare les torts de Bural.

— Vous l'avez connu ?

— Bien sûr. C'est ici qu'il pratiquait ses tests pour fabriquer des vaccins. J'avais quatorze ans quand mes parents sont morts de la gangrène, suite à une de ses injections « miracles ».

— Je ne savais pas. Je suis désolé.

Je marquai un temps de latence avant de poser la question qui me brûlait les lèvres.

— Vous avez entendu parler du chauffeur, celui qui est mort lorsque Roger Bural est revenu ici, en 2013 ?

— Hmmm, murmura-t-elle en hochant la tête.

— Savez-vous ce qui s'est passé ?

— Le féticheur…, ajouta-t-elle en s'en allant.

Je finis mon bol de manioc avec le sentiment que mes idées s'éclaircissaient. Deux heures plus tard, alors que le soleil faisait disparaître peu à peu toutes les ombres, Mélanie Bural apparut devant moi.

— Je ne vous demande pas si vous avez bien dormi…, dit-elle.

Je haussai les sourcils de surprise.

— Je vous ai entendu hurler à plusieurs reprises.

— J'ai rêvé que j'avais attrapé Ebola…

— Vous ne l'avez pas.

— Comment pouvez-vous l'affirmer ?

— Vous êtes arrivé fiévreux, avec certains symptômes d'une infection. D'après ce que je constate aujourd'hui, vous êtes en pleine forme. Si le virus était en vous, même seulement depuis quelques heures, votre état aurait empiré.

— J'espère que vous avez raison.

— Faites-moi confiance. Malheureusement, j'ai l'habitude.

— Et qu'en est-il de vos patients ?

— Des six personnes qui en sont atteintes, deux sont en rémission. Il est probable que dans quelques semaines elles seront sorties d'affaire.

— Comment ça se fait ? Et Ibrahim, votre collègue…

— Certains guérissent, d'autres pas. C'est inexplicable.

— Je tiens à m'excuser de mon attitude. J'ai compris à quoi vous consacrez votre temps.

— Tant mieux. Mais il y a autre chose que vous devez savoir. Tous les virus de type Sida ou Ebola sont apparus suite à la dégradation des forêts vierges des régions tropicales humides. La vie foisonne dans ces zones comme nulle part ailleurs. Les virus également. Le défrichage et la mise à nu de ces terres permettent l'expansion d'épidémies qui commencent par toucher les animaux sauvages. Des bêtes que l'on capture pour les zoos et pour mener des tests médicaux à grande échelle. Bon nombre de vaccins sont étudiés sur des singes prélevés dans ces lieux oubliés de tous. C'est une hérésie que nous payons désormais très cher.

Elle marqua un temps d'arrêt avant de continuer.

— C'est également la raison pour laquelle ce dispensaire a été placé ici, au milieu de la nature. Je suis convaincue que nous donnons plus de chances au virus de retourner dans l'oubli de la nature primitive plutôt que de se développer au cœur de nos villes. Mon père utilisait ce site pour rester discret aux yeux du monde, moi je m'en sers pour rendre à la terre ce qui n'aurait jamais dû en sortir. Ici, les patients guérissent plus souvent d'Ebola que partout ailleurs. C'est une zone expérimentale.

La personnalité de Roger Bural devenait de plus en plus précise. Il avait camouflé des opérations de grande ampleur et avait répandu le désespoir, sans se préoccuper du sort des Burkinabés. Les individus qui lui en voulaient se comptaient sans doute par milliers. De fait, je croyais de moins en moins à la culpabilité de sa fille.

Mélanie regarda sa montre et ajouta :

— Notre générateur fonctionne à nouveau. Si vous voulez téléphoner et prévenir votre collègue, c'est possible. Vous n'avez qu'à utiliser notre ligne fixe.

Il n'était pas question que je rentre dans le bâtiment.

— Auriez-vous le moyen de recharger mon portable ? J'ai oublié mon câble.

— Un iPhone ? Personne n'en a ici. Tenez, prenez mon appareil.

Je composai le numéro de Filipo et le rassurai. Il me fit part de l'appel de Christian sans m'en donner la teneur. Je lui demandai de joindre ce dernier pour qu'il me rappelle sur le portable de Mélanie Bural.

Mon binôme m'expliqua que le SALVAC venait de cracher un troisième cas identique. Un pharmacien assassiné d'une fine lame à la carotide, six mois plus tôt, à Bruneville dans la banlieue lyonnaise. Alors qu'il continuait à me parler, je songeai à la première scène de crime, l'homme allongé, mort, la rose posée contre son cou, puis le sucre découvert dans sa bouche par le légiste. Je demandai donc à Christian de vérifier si une substance avait été trouvée dans la bouche du pharmacien.

— Tu m'écoutes quand je te parle ? fit-il.

— Qu'est-ce qu'il y a ?

— Je viens juste de te dire qu'aucune rose n'est mentionnée dans le résumé de cette affaire mais que j'ai demandé le rapport complet, notamment pour vérifier s'il y avait un aliment déposé dans la bouche de la victime.

— Excuse-moi, j'étais ailleurs. Tu as d'autres infos ?

— On a reçu le résultat des analyses de la rose trouvée près de Bural. C'est une fleur de serre chauffée et privée. Elle ne peut pas fleurir en mars sans protection et il n'y a aucun pesticide.

— Bon, ça ne nous aide pas vraiment, mais maintenant on le sait. Merci vieux.

Mélanie Bural me proposa de rentrer à la « base ». C'est ainsi qu'elle appelait l'endroit où nous l'avions rencontrée la première fois. J'acquiesçai avec enthousiasme. Une fois sur la route, je l'invitai à déjeuner en espérant qu'elle s'arrête là où nous pourrions commander un poulet-frites. Mes exigences culinaires avaient sincèrement baissé d'un cran. Au cours du repas, sans doute rassurée par mon attitude, Mélanie me relata toute l'histoire.

Lorsque son père lui avait rendu visite en 2013, elle avait décidé de lui dire ses quatre vérités. Ses méthodes étaient inqualifiables et indignes d'un être humain. La fabrication des médicaments se devait d'être respectueuse des hommes et des animaux. Roger Bural avait alors essayé de la convaincre de mener des recherches pour sa firme en lui proposant de redorer son blason. Elle avait refusé, l'avait traité d'escroc et s'était offusquée qu'il n'entende rien à son discours. Le père, fou de rage, l'avait en quelque sorte déshéritée. Il avait tout donné à une fondation de son vivant. Elle s'en fichait, elle ne voulait rien.

— Je n'allais pas m'embarrasser de son argent sale. Et je l'ai prévenu : s'il ne cessait pas ses magouilles en Afrique, je dévoilerais tout aux autorités et aux médias. Il savait que j'en étais capable. Il a tout arrêté.

Du moins ici. En France, je n'avais pas le moyen de vérifier. Nous avons coupé tout contact, je n'ai pas revu mon père vivant.

Au début, Mélanie Bural travaillait sur du microcrédit pour camoufler aux yeux de son père la fabrication et l'export d'huiles essentielles extraites de *niouliniou*[1], une plante médicinale qui poussait sur ces terres.

— C'est ce produit que Samantha vous a donné lorsqu'elle a deviné que vous aviez mal à la gorge. C'est très efficace contre la grippe et un certain nombre de virus et même d'infections. Cela a dû doper votre immunité. Elle vous a guéri !

Elle demeurait convaincue que son père n'avait jamais cherché à s'associer avec elle ni à lui confier une quelconque recherche. Il voulait lui voler ses formules et s'inspirer du savoir-faire des praticiens locaux.

— La plupart des labos veulent s'accaparer l'exploitation des produits naturels. Puis ils déposent des brevets sur le vivant, avant d'interdire aux populations locales, qui se sont toujours soignées ainsi, d'utiliser leurs propres plantes sous couvert d'une licence qui appartient désormais à la firme. Ces pratiques sont honteuses ! Vous comprenez, il suffit d'observer la nature et les espèces que les gens utilisent depuis la nuit des temps pour comprendre les propriétés des molécules qu'elles contiennent.

---

1. Plante que l'on appelle aussi niaouli dans d'autres contrées.

Depuis, elle cachait les activités réelles de son entreprise pour ne pas attirer l'attention de l'industrie du médicament.

— Mais alors, que s'est-il passé avec le chauffeur de votre père ?

— Les gens avaient fini par comprendre que les tests pratiqués depuis des années sur les populations locales avaient tué et rendu infirmes un nombre faramineux d'entre eux. Lorsqu'ils ont su que mon père revenait, ils n'ont pas hésité. La veille de son départ, il y a eu une cérémonie animiste. Officiellement c'était une fête comme on en fait en Afrique lorsque des êtres chers repartent sur le continent. Je ne sais pas ce qu'ils ont fait exactement, mais le chauffeur est mort empoisonné.

— Vous saviez ce qui se tramait ?

J'étais curieux de savoir ce qu'elle allait répondre.

— Pas du tout. Le féticheur avait compris que je serais la première personne visée par les autorités après la mort de mon père. Il s'est arrangé pour me rendre malade, sans rien me dire. Cela faisait deux jours que j'étais à l'hôpital lorsque les événements ont eu lieu. Je me vidais par tous les côtés et j'ai bien failli mourir de déshydratation.

— Le féticheur ?

— C'est ainsi qu'on appelle les sorciers.

— Et vous y croyez ?

— Je suis convaincue que si vous ne voyez que le bon côté des choses, l'amour en toute personne et en toute circonstance, cette magie ne peut vous atteindre.

Mais là où sévit la pauvreté et la mort, vous n'avez pas d'autre choix que d'y croire et par conséquent d'y être sensible.

— Il vous a donc envoyée à l'hôpital pour vous assurer un alibi ?

— J'ai toujours beaucoup aidé les gens. Ils ne voulaient pas que je parte. On m'a confié par la suite que les chefs du village s'étaient entretenus et qu'ils avaient décidé de me nettoyer en profondeur. L'important était de me faire toucher la mort du doigt pour couper le lien avec mon père, définitivement. Afin que jamais je ne reproduise les mêmes erreurs que lui. Je leur dois beaucoup.

À ces mots, je songeai à mon père, à ses infidélités que je venais de reproduire. Je devais moi aussi rompre le cycle infernal.

— Mon père a tout de suite compris qu'il était en réalité visé et qu'il en avait réchappé par miracle. Il me disait toujours : « L'industrie pharmaceutique vit de véritables procès en sorcellerie. » Il est stupéfiant de constater que c'est une vraie sorcellerie qui est venue à bout de mon père.

— Que voulez-vous dire ?

— Ce n'est pas lui qui est mort mais c'était presque pareil. Il a pris peur et n'a plus jamais été le même. C'est comme si le squelette qui le portait et l'emmenait toujours plus loin s'était rompu. Il n'est pas revenu me voir et ne m'a plus jamais adressé la parole. Il a estimé que j'étais responsable de la mort de son chauffeur et, en un sens, je l'étais. Si je n'avais pas mis au jour ses manigances et si j'avais accepté de poursuivre ses travaux, il n'aurait pas eu besoin de venir ici pour tenter de me convaincre. Une fois en France, il s'est servi de ce drame pour asseoir son autorité. Il a parlé de rituels et de pouvoirs, et tout le monde l'a cru capable de ce qu'il avait, en réalité, subi. Quelques personnes avec qui j'ai gardé contact m'ont dit qu'il demeurait persuadé qu'il mourrait à cause de cette magie.

— Mais alors, comment expliquez-vous que le chauffeur soit mort à sa place ?

— Ça, il faudrait le demander à un spécialiste.

— C'est-à-dire ?

— Un féticheur.

24

Manipulation et trahison

Sam se trouvait dans le bureau de Yoann à Paris, avenue du Maine dans le 14e arrondissement. Chaque jour, sa mère le déposait à midi devant le troisième district. Christian venait le chercher en bas des marches pour éviter qu'il ne rencontre du monde et ne soit obligé de répondre à ceux qui auraient pu le solliciter. Tout nouveau contact le rendait anxieux. Par ailleurs, il ne comprenait absolument rien à ce qu'on pouvait lui dire et cela l'irritait autant que ses interlocuteurs.

Sa mère lui confectionnait un sandwich au poulet qu'il mangeait consciencieusement à treize heures, debout, devant la fenêtre, puis il avalait une compote de pommes. Son repas ne lui prenait que dix minutes mais il s'arrêtait cinq minutes de plus pour laisser reposer ses yeux, comme le lui avait recommandé sa mère. Puis il reprenait l'analyse des photos et continuait ainsi sans s'arrêter une seconde jusqu'à quinze heures. Comme tous les jours, Jean-Luc, le chien de Filipo, dormait à ses pieds sans bouger. À treize heures, il s'étirait et allait manger dans sa gamelle avant de revenir. Il se positionnait devant Sam qui caressait son dos dans le sens du poil pendant les quelques minutes de sa pause. Puis les deux complices reprenaient sagement leur place.

Le lieutenant avait essayé de récupérer le chien à de multiples reprises, sans succès. Croquettes sous le nez, une laisse autour du cou… rien n'avait pu le déloger. Désormais le berger australien simulait un sommeil profond aussitôt que Mauroy entrait dans la pièce.

Christian était le seul qui arrivait à interagir avec Sam et cela se passait relativement bien. La mère du jeune homme avait pris soin de lui expliquer le fait que son fils n'avait pas d'intuition sociale. « Si vous lui souriez, il va se demander pourquoi vous lui montrez les dents. Il est comme un extraterrestre tout juste arrivé sur cette planète. Il ne sait pas décrypter la plupart des choses que nous faisons, alors qu'un enfant de deux ans en est capable. » Christian ne cherchait donc ni à attirer son attention ni à lui parler. Il passait le voir deux fois par jour en moyenne, il lui demandait si tout allait bien et sans attendre de réponse lui déposait un bonbon sur la table en précisant que s'il trouvait la fiche du coupable, il n'avait qu'à laisser le bonbon, il comprendrait. À quinze heures, le chef enquêteur passait devant le bureau de Sam afin de vérifier s'il avait mangé la sucrerie ou pas.

À 13 h 50 ce jour-là, le jeune homme releva son nez de l'ordinateur et chercha un bout de papier. N'en trouvant pas, il saisit le bonbon et le dépiauta. Il y annota un numéro : 17429. Puis, pour éviter que le papier ne s'envole, il le remit autour de la friandise, comme à l'identique. Il semblait très heureux et éteignit l'ordinateur. Ne sachant que faire et comme personne ne venait, il entreprit d'observer le plafond. À 14 h 30, il avait l'air stressé, hagard et bougeait son corps d'avant en arrière, comme un automate. Le lieutenant Mauroy passait par là. Il ouvrit la porte et pencha la tête par curiosité.

Mais qu'est-ce que ce gars diminué fait encore ici, tout seul, à regarder un ordinateur éteint ? Comme si le coupable allait en sortir et lui faire un petit signe, songea-t-il en s'éloignant.

Puis il interrompit sa progression avec une idée en tête. Peut-être que l'occasion de briser les prétentions de Clivel venait enfin de se présenter. Il revint sur ses pas et se positionna face au jeune homme. Il se mit à l'invectiver méchamment puis le saisit brutalement par les épaules. Son visage à cinq centimètres de celui de Sam, il hurla : « Mais tu vas nous dire ce qui se passe dans ta tête de débile et arrêter de jouer au con ! » Lorsqu'il le lâcha, le fils Josselain retomba sur sa chaise en tremblant de nervosité et en poussant de petits cris stridents. Alors Mauroy se dirigea vers le bureau du commandant Ponstain en expliquant que s'il arrivait quelque chose au jeune homme, ils auraient illico les services sanitaires sur le dos. Ponstain précisa que Sam était le protégé de Clivel et qu'il menait une expérience.

— Son expérience, comme tu dis, est en train de virer maboul. Alors, avant qu'il ne nous fasse une crise d'épilepsie, renvoie-le chez sa mère.

Les deux hommes se rendirent sur place. Ponstain constata que Sam n'était pas dans son état habituel. Même le chien à ses côtés montrait des signes d'anxiété. Il appela Jeanine et Philippe Josselain pour qu'ils viennent chercher leur fils.

Le commandant retourna à son bureau, laissant le lieutenant Mauroy face à l'ordinateur éteint. Il se mit à parler doucement, pour lui-même. « C'était si facile, je n'ai aucun mérite. »

Sur la table du bureau reposait un bonbon. Mauroy haussa les épaules et le récupéra. Il le dépiauta et le glissa dans sa bouche, puis il jeta l'emballage dans la poubelle. Le goût suave de la fraise lui arracha un sourire. C'est alors que la ligne du bureau de Clivel se mit à sonner. Il sursauta et resta quelques secondes à fixer l'appareil, se demandant s'il allait répondre. Finalement, il décrocha. C'était Jeanine Josselain, la mère de Sam. Elle souhaitait parler à Yoann.

— Je suis désolé, il est en Afrique.

— Mais oui, c'est vrai. Il m'avait prévenue. Quand rentre-t-il ?

— Oh, ça, on ne sait pas. Mais je peux sans doute vous aider. Dites-moi.

— C'est au sujet de Sam…

Mauroy déglutit en appréhendant la suite et avala le bonbon tout rond.

— Je suis très ennuyée, voyez-vous. Il ne cesse de répéter un nombre, il est très agité, cela signifie qu'il veut transmettre une information. Vous savez, il est atteint d'autisme. Il n'a pas d'intuition sociale, il ne sait pas comment faire pour s'adresser à vous.

Mauroy s'impatientait.

— Chère madame, j'étais dans le bureau lorsque votre fils a commencé sa crise. L'ordinateur était éteint. Il avait fini de consulter l'ensemble des fichiers et il n'a pas réussi à identifier la bonne personne. Il allait trop vite, beaucoup trop vite. Il a échoué. C'est pour ça qu'il était si perturbé.

— Ah, il avait terminé…

Mauroy en était convaincu. Impossible que le gamin ait pu regarder l'ensemble des fichiers du STIC attentivement en si peu de temps. Il le savait depuis le début, cette expérience était vouée à l'échec.

— Je suis désolé, vraiment. Bonne soirée, madame.

25

Le féticheur

La veille, j'avais pris le temps de tout relater à Filipo. Il n'avait fait aucun commentaire mais je sentais qu'il était impressionné par la masse d'informations que j'avais obtenues en si peu de temps.

— Que s'est-il passé pour que vous deveniez les meilleurs amis du monde ?

— Nous avons tous les deux usé de nos savoir-faire. Je lui ai fait le coup du gentil qui la comprenait, vous étiez le méchant qui vérifiait son alibi. Elle m'a fait le coup de la méchante qui allait me confronter à Ebola, avant que je comprenne qu'elle sauvait les patients atteints du virus et qu'elle réparait les erreurs de son père.

— Et qu'est-ce qui vous fait croire qu'elle ne vous a pas raconté des craques ?

— Elle m'a proposé de rencontrer le féticheur qui a provoqué la mort du chauffeur. Une espèce de sorcier local.

— Et le type est d'accord ?

— J'ai dû donner des garanties…

— Lesquelles ?

— Une impunité totale. Il ne sera jamais inquiété par la justice de son pays ni par celle de la France concernant cet événement.

— Mais vous êtes fou ? Depuis quand êtes-vous habilité à prendre ce genre de décision ?

Il s'était levé et planté devant moi, les bras ballants.

— Je ne pouvais pas attendre. Elle l'a appelé quand nous étions sur la route, il a posé ses conditions, je n'avais pas le choix.

— Bien sûr que si ! Et il vous a cru ?

— D'après ce que j'ai compris, il a demandé aux esprits si je tiendrais parole. Ils ont confirmé, il a dit OK. Oui, je sais, c'est dingue.

Filipo se jeta sur la feuille où il prenait des notes pour en extirper l'angle et le porter à sa bouche. Un signe de stress évident.

— Vous m'emmerdez, Clivel ! Vous vous prenez pour qui ? C'est au juge de prendre cette décision, pas à vous ! Vous disparaissez pendant vingt-quatre heures sans donner de nouvelles et vous vous pointez la fleur au fusil après avoir pris des directives qui ne vous incombent pas. C'est une faute professionnelle grave !

Je restai calme et n'entrai pas dans son jeu.

— Nous sommes venus ici pour savoir si Mélanie Bural est à l'origine de la mort de son père, de son ancien amant et du chauffeur. Nous avons l'opportunité de la disculper d'un de ces trois meurtres. Et vous hésitez ? Pas moi, affirmai-je.

— Vous êtes d'une naïveté déconcertante. Mélanie Bural a pu demander à un de ses amis de se déguiser en marabout et d'avouer n'importe quoi pour lui faire plaisir. Il s'en fout, grâce à vous il ne sera jamais inquiété. Quant aux deux autres types, elle a certainement commandité les meurtres. Il faut que je vous fasse un dessin ?

— « Faire confiance jusqu'à preuve du contraire », récitai-je.

— Vous avez perdu la tête !

— Écoutez, j'ai bien conscience qu'en France ce raisonnement ne tiendrait pas. Mais nous sommes en Afrique ! Mélanie ne peut pas dépenser toute son énergie et son argent à sauver les pauvres bougres qui meurent d'Ebola et en même temps faire assassiner des gens qu'elle ne voit plus depuis longtemps.

— Bien sûr que si ! La vengeance est un plat qui se mange froid et vous le savez très bien.

Je poursuivis sans tenir compte de ses arguments.

— Cela fait dix ans qu'elle s'est séparée de son ex, Jules Mica, et trois ans qu'elle ne se préoccupe plus de son père pour une question d'éthique et de fidélité envers elle-même. Rester ici est pour elle un moyen de couper les ponts avec son passé. Elle ne les a pas tués !

Je ne pouvais pas lui expliquer d'où je tenais mes certitudes, il n'aurait pas compris. Mélanie avait brisé les chaînes entre elle et son père pour ne pas reproduire le cycle de ses erreurs. Mandater son assassinat aurait régénéré ce lien. Et à moins d'être personnellement confronté à cette problématique, cela restait indicible pour le commun des mortels.

Et pourtant Filipo sembla se calmer. Il n'avait ni femme ni enfant. Je ne connaissais rien de son passé mais peut-être que notre discussion chahutait sa mémoire.

— Quand est-ce qu'on le voit ?

— Demain matin.

Il n'y eut pas d'autres commentaires.

À neuf heures, nous avons rejoint Mélanie Bural et nous sommes partis ensemble, dans son véhicule. Après quinze minutes d'une route de sable orange, elle s'est garée aux abords d'un groupement de maisons entourées de grands arbres. Une vingtaine de femmes ont entonné un chant de bienvenue alors que le chef du village se levait de son fauteuil pour nous accueillir. Comme tous les autres, il portait un pantalon élimé et un T-shirt délavé à l'effigie d'une marque de boisson. Les enfants, torse nu et en short, couraient autour de nous. Quelques chiens efflanqués et souffreteux suivaient le mouvement. Les femmes dansaient et frappaient dans leurs mains en repositionnant le tissu bariolé qui couvrait leur corps. D'un signe de la main, le chef, accompagné par une sorte d'adjoint, a montré les cinq fauteuils en bois disposés sous un kapokier géant et nous a invités à nous asseoir sans que je comprenne un mot de son discours. Mélanie nous avait prévenus que seul le féticheur parlait notre langue. Tous ceux qui n'avaient pas eu la chance d'aller à l'école s'exprimaient dans un des nombreux dialectes du pays regroupant plus de soixante ethnies différentes.

C'est ici, sous cet « arbre à palabres », comme on appelait le lieu où les dignitaires du village se réunissaient pour traiter les problèmes courants, que nous devions présenter le but de notre visite. J'exposai notre requête : communiquer avec le féticheur et lui poser des questions concernant un événement survenu quelques années plus tôt. Je précisai compter sur la bonne volonté des « hommes intègres », comme on appelait les habitants du Burkina Faso. Mélanie traduisit. Aussitôt, ils se levèrent et revinrent avec un homme de grande taille, couvert de peaux de bête des pieds à la tête. Des breloques, clochettes, coquillages blancs et toutes sortes de grigris faits de plumes et d'os pendaient de son vêtement et de ses chaussures. Ses yeux foncés contrastaient avec le gris de ses cheveux. Il émanait de cet homme une noirceur étrange. Instantanément les femmes et les enfants quittèrent la place et s'en retournèrent à leurs activités. Le chef du village et son second suivirent en s'éloignant lentement. J'aurais donné cher pour faire de même. Cet homme et ses porte-bonheur me mettaient mal à l'aise. Ce n'était pas un déguisement.

Dans sa main droite, une fine sacoche de poils blancs. Il s'agissait de la peau d'un grand rat albinos qui avait été cousue à une de ses extrémités. À l'intérieur dépassait une patte du poulet qui avait vraisemblablement perdu la vie juste avant que nous arrivions. Pour preuve, la giclure de sang frais qui maculait une de ses sandales. Nul doute que son apparence ne devait rien au hasard et qu'elle participait au malaise que l'on ressentait en sa présence. Pourtant, il y avait autre chose. Une sorte d'aura maléfique l'entourait.

— Je parle pour aider madame Mélanie, mais vous avez promis, dit-il d'une voix qui roulait les « r », en fixant Filipo.

— Oui, cela restera entre nous, affirma mon patron.

Je soupçonnai Filipo de n'avoir pas pris son carnet pour ne pas être tenté de rabioter les coins et de montrer un de ses tics au féticheur.

— J'accepte parce que le poulet sacrifié est retombé sur le dos et que cela prouve que nous sommes faits du même bois, ajouta le sorcier en s'adressant à moi.

Sans me laisser le temps de réaliser de quoi il parlait, il continua.

— Que voulez-vous savoir ?

J'avais préparé mon discours afin de ne pas l'incriminer directement.

— Nous savons qu'un grand nombre de personnes ont souhaité se débarrasser de Roger Bural en lui lançant une sorte de maléfice. Et pourtant c'est son chauffeur qui est mort. Nous souhaiterions comprendre pourquoi.

— C'est très simple. Bural avait sans doute lui aussi fait appel à la magie pour se prémunir d'une éventuelle attaque. En testant ses médicaments sur la population, il avait plutôt intérêt.

Il marqua une pause.

— Nous l'avons compris plus tard. Trop tard. Comme il avait des grigris qui le protégeaient, le mal a rebondi sur le proche le plus fragile, son chauffeur.

Il se tourna vers Mélanie.

— Elle ne risquait rien. Nous l'avions mise sous protection.

— Est-ce qu'une personne en France aurait pu être touchée à la place ?

— Non, la magie noire est coupée par l'eau. Cela ne traverse ni les mers ni les océans.

— De quoi est décédé le chauffeur, alors ?

— Lors du repas d'adieu, il a mangé le plat qui était destiné à Bural et il est mort empoisonné.

Concernant le chauffeur, nous avions le fin mot de l'histoire. Aucun de nous n'avait envie de s'appesantir. C'était perceptible à la façon dont nous gigotions sur nos fauteuils. Je me tournai vers Filipo pour savoir s'il souhaitait poser une autre question. Devant son mutisme, je me levai et remerciai le féticheur. Ce dernier planta son regard dans le mien et un frisson zébra mon dos. Je n'avais pas envie de lui serrer la main. À ma grande surprise, lui non plus.

— Je ne vous dis pas au revoir, nous ne nous reverrons plus jamais, n'est-ce pas ?

— En effet.

Il se retourna dans un bruit de grelots et, sans considération pour Mélanie ni pour Filipo, il partit vers le village.

— Cet homme a certainement plus de pouvoir que le chef du village, affirma Filipo.

— Non, répondit la jeune femme. Les anciens œuvrent pour apporter des solutions lorsqu'un conflit éclate entre deux familles. Lui, dit-elle en montrant le féticheur d'un coup de menton, répond aux demandes de ceux qui veulent nuire à autrui. Ce n'est pas joli joli. D'ailleurs, en général, ils ne vivent pas très vieux. Au bout du compte, la magie noire se retourne toujours vers ceux qui en ont bénéficié et ceux qui l'ont pratiquée. Il a du pouvoir parce qu'il fait peur. Tout le monde le craint. Mais ça ne durera pas et chacun le sait.

J'avais abordé avec Mélanie les relations qu'elle avait entretenues avec son père. Restait la question Jules Mica, le directeur de l'agence de communication dont elle avait été l'amante. Nous proposâmes une pause café afin de l'interroger à ce sujet. Elle nous expliqua avoir été sa maîtresse pendant sept mois. À la même époque où elle avait débuté son enquête dans le laboratoire de son père.

— Il y a dix ans, j'étais une jeune idiote et Jules était le portrait craché de Daniel Craig, vous savez, l'un des James Bond. Je ne lui ai pas résisté plus de quinze jours. Il avait dix-huit ans de plus que moi et me couvrait de cadeaux, c'était envoûtant. Mais en le côtoyant, j'ai découvert toutes les expériences que menait mon père en Afrique. Je me suis détachée d'eux au fur et à mesure que je constatais les horreurs qu'ils manigançaient ensemble.

— Ensemble ?

— Avec mon père.

— Roger Bural et Jules Mica se connaissaient ? demanda Filipo, aussi abasourdi que moi.

— Évidemment. C'est comme ça que je l'ai rencontré. Jules se chargeait de la communication du labo. Une communication très spéciale, d'ailleurs.

Nous avions foncé tête baissée vers Mélanie Bural, croyant qu'elle seule reliait les deux hommes, alors que leurs entreprises travaillaient de concert.

— C'est moi qui ai rompu. Il est tombé en dépression, je crois qu'il m'aimait vraiment. Sa femme a compris et a fini par demander le divorce.

Un bon point pour elle. Dates et chronologie des faits correspondaient aux informations que nous avions obtenues des enquêteurs du SRPJ de Versailles.

— Mais alors, qui en voulait à votre père et à cet homme au point de les avoir assassinés ?

— Je l'ignore. Mais je vous conseille vivement de regarder de près les liens qui unissent le labo de mon père et l'entreprise de communication de Jules.

— Vous voulez dire qu'il ne s'agit pas de simple publicité ?

— Oh, non. C'est bien plus monstrueux que ça.

Je sentis la chair de poule hérisser mes bras, comme la confirmation que ce qu'elle disait était important.

Une fois rentrés à « Crédit-vie », j'appelai Christian afin de savoir s'ils avaient trouvé des points communs entre Mélanie et le pharmacien de Bruneville assassiné six mois plus tôt. Je n'y croyais plus mais Filipo ne voulait rien laisser au hasard. Avec Honfleur, ils n'avaient rien déniché de suspect. Nous n'allions pas rester ici indéfiniment. La vérité sur ces meurtres se cachait ailleurs.

Filipo s'occupa de prendre nos billets de retour. J'en profitai pour aborder avec Mélanie un sujet qui me tenait à cœur. Je souhaitais savoir comment je pouvais m'y prendre pour interrompre le cycle des erreurs commises par mon père. Elle me recommanda de lui pardonner afin de restaurer le lien d'amour qui existait entre nous deux, même s'il était mort.

— Mais vous avez dit qu'il fallait couper le lien.

Si un homme meurt sans avoir compris ses erreurs, il arrive que certaines personnes de sa descendance commettent les mêmes. Même chose pour un traumatisme. S'il n'en a pas guéri, certains de ses descendants peuvent hériter de ses fardeaux émotionnels. C'est ainsi que l'on développe des peurs irrationnelles, que l'on se sent envahi par une tristesse ou des colères dont on ne comprend pas l'origine. Notre volonté n'y peut rien, on a beau faire tout ce qu'il faut pour que les choses changent, le poids d'un passé qui ne nous appartient pas s'est inscrit en nous. La science, grâce à l'épigénétique, a prouvé ces héritages transgénérationnels. En entamant un travail sur le plan énergétique, on peut résoudre le problème. Mais prendre conscience de ce phénomène ne suffit pas. L'important est que si vous jugez votre parent ou grand-parent responsable de tous vos malheurs et que vous ne lui pardonnez pas, vous empêchez qu'il trouve le repos. Comment voulez-vous trouver le vôtre ? Pardonner est la clef, d'autant que lui l'a peut-être hérité d'un autre aïeul également.

D'après elle, il s'agissait d'une prise de conscience qui dépassait notre propre vie. Un message d'âme à âme.

— Pour accéder au pardon et ne plus porter ces fardeaux émotionnels qui ne vous appartiennent pas, il s'agit de nettoyer les liens de souffrance entre vous et les membres de votre famille. Ainsi les effets négatifs liés à une blessure ancienne disparaissent, vous restaurez la relation d'amour et vous vous débarrassez des erreurs et traumatismes de vos aïeuls qui pèsent sur votre vie.

— Quelle est la technique ?

— En y mettant beaucoup d'intention, imaginez une pièce blanche et auréolée de lumière. En son centre, une table. Par la pensée, positionnez-vous devant et faites venir à droite et gauche de cette table, deux entités importantes : Dieu, Jésus, Marie, Bouddha, Ganesh, un archange, l'univers, les êtres de lumière… Ils sont vos grands témoins. Puis convoquez en pensée la personne de votre famille, un grand-père, une grand-mère, dont vous souhaitez ne plus porter les épreuves en disant : « Merci à… (le nom de vos grands témoins choisis) d'inviter mon grand-père à s'asseoir en face de moi. » Dites-lui tout ce que vous avez sur le cœur et que vous n'avez jamais osé lui dire. Ensuite, laissez-le s'exprimer à travers vos pensées. Puis prononcez ces mots : « Tu m'as entendu et je t'ai entendu. Devant témoins, je demande que les liens de souffrance entre mon grand-père et moi, soient nettoyés dans cette vie et dans toutes les autres pour être transformés en liens d'amour. » Par contre, si les épreuves héritées concernent un père ou une mère qui vous a fait vivre un certain nombre d'épreuves, nettoyer les liens de souffrance ne suffit pas. Il faut récupérer l'énergie qu'il vous a prise et surtout couper les liens de souffrance. On coupe, la technique est plus radicale. Dans ce cas, on dit : « J'ordonne que les liens de souffrance entre mon père et moi, soient coupés dans cette vie et dans toutes les autres pour être transformés en liens de paix. »

— Et ça marche ?

— Oui.

— Vous avez mené l'expérience avec votre père ?

— Bien entendu. Je l'ai fait de son vivant et j'ai cessé de souffrir. Il n'avait plus d'impact négatif sur moi et ma vie est devenue beaucoup plus légère.

— Et aujourd'hui qu'il est mort ?

— Je ne suis pas sûre qu'il ait compris ce qui lui est arrivé. Trop violent. Son âme était perdue, égarée, un beau fantôme. Je lui ai parlé, d'âme à âme. Il s'est apaisé. Mais il faut lui laisser le temps, maintenant, de comprendre toutes ses erreurs et les horreurs qu'il a commises, avant d'avancer vers la lumière.

— Vous vous adressez comme ça à votre père qui est mort ?

— Tout le monde peut le faire. Ce n'est pas parce que le corps physique n'existe plus qu'il n'y a plus rien. Quantité de médecins qui travaillent en réanimation et assistent à des expériences de mort imminente vous diront qu'ils croient en une persistance de la conscience après la mort. Ce ne sont plus des croyances mais des faits. D'où l'importance de régler nos conflits avec les vivants et les morts.

Une fois dans mon bungalow, j'extirpai le mot de Nathan de mon portefeuille et le relus.

« Au-delà de la peur et de la maladie, s'inspirer des carrefours de la vie pour couper les liens avec la mort. »

Je songeai à la mort de mon père qui m'obnubilait depuis si longtemps, puis à cette discussion avec Mélanie. La phrase de Nathan prenait sens. Ma mère, mon père, Valentin, Alisha ou Emma représentaient ces carrefours de la vie. À travers eux, se créaient des liens qui mettaient en avant mes peurs et mes blessures. Le défi majeur était de les comprendre pour m'en libérer.

Les investigations menées au Burkina Faso n'avaient pas été inutiles. Nous revenions bredouilles, mais pourtant satisfaits. Tout était affaire de liens. Les liens avec mon père que je devais réussir à couper et les liens obscurs qui existaient entre deux entreprises que rien n'aurait dû rapprocher.

26

Le point commun

Hervé Filipo était fou de rage. Son chien Jean-Luc avait disparu. Personne ne pouvait préciser la dernière fois qu'il avait été vu. Son assistante opposa qu'elle n'en avait pas la charge, le lieutenant se défendit en prétendant qu'il croyait qu'elle s'en occupait.

— Si on ne le retrouve pas, je vous vire tous les deux de mon service ! avait-il hurlé.

Quelqu'un d'autre avait disparu : Sam. Je m'attendais à ce que sa mère l'amène à midi au bureau, mais il était treize heures et je n'avais aucune nouvelle. Christian devait savoir. Il m'informa que l'expérience avait bien été menée, mais qu'elle n'avait pas été renouvelée. Le problème venait du fait que le jeune homme n'était pas fait pour la vie en société. Très déçu que l'idée n'ait pas abouti, je lui demandai des détails. Non sans une certaine fierté, il me relata avoir mis en place une convention entre lui et Sam. S'il trouvait dans nos fichiers l'identité de l'homme présent sur la photo tirée de la vidéo du parking, le jeune homme devait laisser devant lui le bonbon que Christian déposait sur son bureau à midi. S'il le mangeait en partant, c'est qu'il n'avait pas déniché notre coupable.

— Au bout de cinq jours, Ponstain l'a renvoyé chez lui. À chaque fois, il avait mangé le bonbon. C'est dommage qu'il n'ait pas trouvé notre homme. Je n'ai pas eu les détails, mais il paraît que sur la fin il frisait la crise d'épilepsie.

L'expérience avait donc échoué ! Quelle déception. Je croyais beaucoup à ce projet. Je notai dans un coin de ma tête de rappeler Jeanine pour la remercier et prendre des nouvelles de Sam.

Ensuite, je cherchai dans nos fichiers les ressortissants burkinabés résidant en France qui auraient eu des démêlés avec la justice. Je souhaitais vérifier si des victimes de Roger Bural n'avaient pas eu l'idée de s'installer en France pour, un jour, l'éliminer. Je voulais être sûr que cette piste ne recèlerait plus aucune surprise. C'est alors que grâce à une petite voix intérieure, je me souvins de la vidéo de surveillance du parking où avait péri Bural.

Le meurtrier filmé avait la peau blanche et il ne pouvait être burkinabé. La piste du Burkina Faso était désormais froide. Je réfléchis quelques minutes, considérant mes intuitions d'une autre manière. D'où venaient-elles ? J'avais le sentiment qu'elles se développaient. Je songeais à Nathan, le fils d'Alisha, qui entendait des voix et les partageait sans se formaliser. Étais-je en train de vivre quelque chose de similaire ?

Suite aux conseils de Mélanie, je confiai à Honfleur le soin d'éplucher les relations qui existaient, hier comme aujourd'hui, entre le laboratoire pharmaceutique et la société de communication d'Ury. Puis Christian déboula avec un sourire. Il tenait entre ses mains le résultat de ses dernières investigations. Il brandit la photo d'un macchabée dont la bouche était ouverte. Les dents et la langue du moribond étaient noires comme s'il avait pourri de l'intérieur. Il me précisa qu'il s'agissait du pharmacien de Bruneville, décédé six mois plus tôt dans sa maison de campagne au bord d'un lac.

— De la confiture de mûres. Notre homme l'a forcé à manger ça avant de le zigouiller.

— Et la rose ?

— Non.

— Merde !

— Il faut nous concentrer sur ce qu'il leur a fait bouffer !

Christian avait raison. Pourquoi prendre la peine de leur faire ingérer ces aliments juste avant de les éliminer ? Il y avait un sens à cela. Était-ce un message ? Parfois, certains serial killers cherchaient à attirer l'attention de la police d'une manière ou d'une autre. Confiture, jus d'orange, sucre non raffiné. Le fait que les substances différaient d'une victime à l'autre demeurait obscur. Quel était le point commun ? Un rapport avec le petit déjeuner ? Elles contenaient toutes du sucre. Je me souvins de la réflexion de Christian, bien avant que je parte en Afrique. Il avait déjà fait ce rapprochement avec le sucre à cause du nom de la rose, *Sweet Love*. *Sweet* signifiait sucré. Mais sur ce cadavre, pas de fleur. Pourquoi ? Peut-être était-ce un nouvel aboutissement dans son processus de mise à mort ? Il évoluait. Restait le sucre… Un type qui nourrissait ses victimes de ce genre d'aliment ne pouvait pas être fondamentalement mauvais. Je n'avais plus que l'humour noir pour tenter de comprendre le mobile de ce Serial Sugar. Sur mon carnet, je notai mes conclusions : les trois affaires étaient liées par un coup de lame à la carotide et par l'ingestion d'un aliment sucré juste avant le coup de poignard. Sur Bural et Mica, on avait trouvé une rose. Bural et le pharmacien étaient reliés par l'aspect médical. J'avais hâte qu'Honfleur revienne vers nous avec le résultat de ses recherches sur le patron d'agence de com. Mais il existait un autre point commun. J'en avais la certitude. Mon cerveau était incapable de restituer l'idée qui pointait. Je fermai la porte de mon bureau pour être tranquille et je saisis les comptes rendus afin de les étudier en profondeur. Je disposai contre le mur de droite les photos des victimes. Au bout d'une flèche, je notai : hommes. Leurs âges différaient et couraient de quarante et un ans à soixante-douze. L'un habitait Paris, l'autre à Ury dans la grande banlieue et le dernier à Bruneville, en région lyonnaise. Quelque chose m'échappait mais se trouvait là, sous mes yeux. Je me penchai sur leur profession. Directeur de communication, directeur de laboratoire et pharmacien. En dehors du premier, le rapport avec les médicaments était évident. Les trois victimes étaient les patrons de leur société. Les heures des crimes changeaient d'un cas à l'autre. 2 h 39 pour Bural, entre sept et neuf heures pour le pharmacien de Bruneville, entre vingt et une heures et minuit pour Jules Mica. J'observai les dates des meurtres. Trois mois approximativement séparaient chacun d'eux. L'un était mort dans un parking, le deuxième dans sa maison de campagne et le troisième chez lui, alors qu'il rentrait de son travail. Comment avait-il fait pour obtenir des informations aussi détaillées sur chacune de ces personnes ? Les avait-il suivies ?

Je relus les dossiers et revis le nom de Simone Jubier, l'ex-call-girl de Bural. Le vieux, complètement paranoïaque, avait tout fait pour que cette relation reste invisible aux yeux de tous. Et pourtant, le meurtrier connaissait parfaitement son emploi du temps, ses secrets et les lieux de vie où il se rendait. Comment avait-il fait ?

Dans la plupart des affaires compliquées que j'avais été amené à résoudre, je cherchais l'arme du crime, bien souvent camouflée derrière le simulacre d'une mort naturelle. Cette fois-ci, il me fallait trouver le moyen dont le criminel se renseignait sur ses victimes. Il ne pouvait pas simplement les avoir suivies et observées à la jumelle. Un gars comme Bural s'en serait rendu compte. Quel procédé lui permettait de voir à travers les murs et de connaître leur vie privée en si peu de temps ? Bural allait jusqu'à changer systématiquement ses heures de visite à sa call-girl. Le meurtrier avait donc accès aux secrets de la vie de ces trois personnes. Une quatrième cible était-elle sur sa liste ? Nous étions au point mort, il fallait mettre le turbo.

J'appelai les services de police en charge des deux autres affaires et proposai que les maisons et les véhicules respectifs des victimes soient repassés au peigne fin. Concernant le pharmacien, six mois venaient de s'écouler depuis sa mort et il y avait peu de chances que l'on retrouve quoi que ce soit. Mais il fallait tout tenter. Je leur expliquai mon raisonnement. On cherchait du matériel vidéo et des micros planqués çà et là. Je leur demandai de vérifier si un appartement en vis-à-vis des habitations principales n'avait pas été loué quelques semaines avant chaque meurtre.

Il fallait que je fasse le point avec la juge.

Je n'avais pas encore averti Alisha de mon retour et j'appréhendais de revoir Emma Singer. Pour éviter que cette dernière ne reproduise sa mise en scène d'allumeuse, je décidai de me rendre au Palais de justice sans la prévenir.

Un inculpé menotté, son avocat et un policier sortirent au moment où je me présentais devant son bureau. Je penchai la tête et elle me vit. Son visage exprima la surprise.

— Tu vas être contente, j'ai des billes, on avance bien.

Je lui relatai le résultat de nos investigations en Afrique sans omettre les nouvelles pistes que nous suivions. Elle sembla attendre un mot, peut-être un compliment ou une allusion à notre aventure, mais je me gardai d'un quelconque commentaire qui pourrait l'inciter à croire en une suite. Le ton de sa voix changea aussitôt.

— Trois homicides au lieu d'un seul et une fausse piste en Afrique… Tu appelles ça avancer ?

— On a fait le lien avec quelque chose d'improbable : le criminel a mis sur pied une sorte de surveillance de ses victimes et le jour où on aura compris ce que c'est, on tiendra notre coupable. Je te trouve très dure.

— C'est toi qui es dur. Il y a une semaine, tu me sautes dessus et là, tu fais comme s'il ne s'était rien passé ! Tu me prends pour qui ?

— Pour une super nana, hyper bien gaulée, qui ne demandait que ça et qui m'a rendu dingue alors que c'était pas prévu. Et là, je suis devant toi pour parler d'une affaire criminelle. Voilà.

Elle soupira tout en acquiesçant. Pourquoi n'étais-je pas capable de lui dire que je vivais avec Alisha ?

Je pris le temps de lui expliquer la théorie que je privilégiais concernant les points communs entre ces trois affaires. Le meurtrier connaissait le planning de ses victimes sur le bout des doigts. Comment savoir que le premier avait une maison de campagne, où elle se situait et à quel moment il allait s'y rendre ? L'avait-il croisé et suivi sur plus de cent kilomètres puis attendu le petit matin pour l'éliminer ? Ça n'avait pas de sens. Il y avait de la rancœur, une haine à défier le temps chez cet homme. Rien ne l'arrêterait. Ensuite, comment deviner que le deuxième vivait seul parce que sa femme l'avait quitté et que ses enfants n'habitaient plus chez lui ? Comment supposer que le troisième avait une maîtresse alors que personne autour de lui n'était au courant ?

— Trouver comment ton type procède est une bonne idée, mais le plus important, à mon avis, est de connaître le mobile. Tu as des pistes de ce côté-là ?

— Le sucre. Il y en a dans tous les aliments qu'il place dans leur bouche. Il y a aussi la rose pour les deux dernières affaires… *Sweet Love*. *Sweet* tout seul, ça veut dire sucré. Ce type veut attirer notre attention sur le sucre. Pourquoi ?

— La rose est la fleur de l'amour. Il y a une histoire de bonne femme derrière tout ça. Ensuite, entre un patron de laboratoire pharmaceutique parisien et un pharmacien de Lyon, on a les médicaments. Mais avec le directeur de la société de communication d'Ury, ça ne matche pas.

— Peut-être que si. C'est ce qu'on est en train de vérifier. D'après la fille de Bural, Jules Mica et son père bossaient ensemble.

— Et il a fallu que tu partes en Afrique pour t'en rendre compte ! Bon, tu sais ce qu'il te reste à faire : fouille le passé de ces trois types et cherche les pointillés.

— On cherche sur trois niveaux à la fois, résumai-je. Ce qui relie le pharmacien aux deux autres ; quel foutu micmac professionnel ont mis en place le patron du labo et celui de l'agence de com ; et la manière dont notre homme procède pour mettre la vie de ces types à nu.

— Bon.

Elle marqua un temps d'arrêt.

— C'est tout ?

J'ouvris les mains en grand sans dire un mot.

— Alors, si tu n'as rien de mieux à me proposer, je ne sais pas ce que tu fais encore dans mon bureau, Yoann.

Emma saisit un dossier qu'elle ouvrit et commença à lire comme si je n'étais pas là. Elle attendait visiblement que je lui propose de la revoir en privé et elle m'en voulait de ne pas l'avoir fait.

*

* *

Dès qu'il fut parti, la juge téléphona et demanda à son interlocuteur de mener des recherches afin de vérifier si Yoann Clivel, major exceptionnel à la police judiciaire, vivait en couple.

Son contact répliqua qu'il n'était pas flic, encore moins détective privé, et qu'il ne savait pas comment s'y prendre.

— Tu te débrouilles. C'est pas compliqué. N'importe quelle gonzesse un peu motivée saurait vérifier que son mari ne la fait pas cocue. Alors tu devrais y arriver.

L'autre essaya de contre-argumenter en opposant un emploi du temps chargé.

— J'en ai rien à foutre de ton entraînement de foot. Là, il vient de sortir de mon bureau. Vu l'heure, j'ose espérer qu'il va revenir au troisième DPJ, avenue du Maine, dans le 14e. J'envoie sa photo sur ton portable. Quand il sort, tu le suis et tu me rappelles avec les coordonnées de sa nana. Tu me dois bien ça, tu te souviens ?

Elle attendit une seconde, puis elle raccrocha.

Emma Singer se prit la tête entre les mains.

— Qu'est-ce que je viens de faire ? chuchota-t-elle.

Elle saisit le combiné et réfléchit à ce qu'elle pouvait dire pour annuler. C'était une pure folie.

— Putain, je vais trop loin. C'est pas en le faisant suivre qu'il reviendra…

Elle souffla bruyamment.

— Pourquoi je m'embarque toujours avec des types qui ne veulent pas de moi ? C'est pathologique !

Elle reposa le téléphone. C'était trop tard. Elle allait passer pour une dingue. Autant assumer.

27

Quand un souvenir s'impose

Je retournai à mon bureau et trouvai, tombés à terre, quelques documents que j'avais accrochés au mur. Ils avaient probablement été emportés par un courant d'air. En les ramassant, mon regard fut attiré par une feuille qui avait glissé sous mon armoire. Je l'attrapai et découvris un dessin de Nathan. Je songeai au jour de mon départ, à la précipitation avec laquelle je m'étais débarrassé d'Alisha et de son fils, et conclus qu'il avait dû l'oublier. Je m'assis sur un coin de ma table et examinai consciencieusement le dessin. Il ne ressemblait pas à ceux qu'il réalisait d'habitude et cela attira mon attention. Le fils d'Alisha avait représenté un enfant assis au pied de son lit. Je ne pouvais l'expliquer, mais quelque chose dans son attitude lui donnait un air d'une infinie tristesse. Sur son visage coulaient des larmes de sang. Instantanément je me souvins de ce jour-là. Nathan avait pleuré en silence mais un appel de la juge m'avait empêché de le questionner. Qu'avais-je dit ou fait, pour qu'il représente cette scène de vie étrange ? Face à l'enfant, il avait gribouillé un homme à l'air malveillant. Un horrible géant qui regardait le petit en souriant de travers. En bas de la feuille, Nathan avait noté d'une large écriture maladroite : Valentin.

Alors je me rappelai la conversation téléphonique que j'avais eue avec Véronique Amerti tandis que Nathan était près de moi. Il y avait une éternité, le gamin avait déjà attiré mon attention sur Valentin en m'indiquant un objet qu'il m'avait subtilisé : une preuve autour de la mort de mon père. Qu'avait-il découvert encore ?

Ma montre indiquait seize heures. Si Valentin Amerti était toujours en arrêt de travail suite à sa dépression, j'avais une chance de le trouver chez lui. Je pris le dessin et fonçai dans le 13e arrondissement. Nous ne nous étions pas revus depuis qu'il m'avait avoué que ses parents avaient tué mon père. Lui comme moi avions eu besoin de digérer ce que ce secret avait fait voler en éclats.

Garé devant son pavillon, je réfléchis à la manière dont je pouvais reprendre contact. Un instant, je me mis à sa place. Pour rien au monde je n'aurais voulu vivre ce qu'il avait vécu. Comment se construire harmonieusement lorsque votre meilleur ami s'avère être votre demi-frère et que votre mère est en réalité l'assassin de votre père ? Il y avait de quoi tomber et ne pas se relever.

Je frappai et personne ne vint ouvrir. Un coup d'œil au parking… Vu le nombre de crottes de pigeon qui constellaient le pare-brise de sa voiture, elle n'avait pas bougé depuis des semaines. Je tambourinai contre la porte : « Valentin, c'est Yoann ! » Après un temps qui me parut très long, il ouvrit et me fit entrer sans même me regarder. Il se dirigea vers son salon et se posa devant la télévision qui présentait un documentaire sur des chauves-souris. Il portait un pyjama à carreaux et des chaussons en faux poils qui n'allaient pas du tout avec l'image que l'on pouvait se faire d'un ancien capitaine de la Crim'.

— Salut Valentin, je passais par là…

— Assieds-toi, susurra-t-il.

— Je suis venu te voir parce que je l'ai promis à ta femme.

Comme il ne disait rien, je continuai.

— Il paraît que ça ne va pas fort… Véronique est inquiète.

— Oui.

— Faut pas te laisser aller, même si je comprends que tu n'ailles pas bien, je t'assure.

— Non. Tu ne peux pas comprendre. Personne, d'ailleurs.

— Est-ce que je peux faire quelque chose pour toi ?

Il me dévisagea puis il observa longuement un point qui se trouvait derrière moi, comme si j'étais transparent. Flippant. Je me calai sur le canapé à ses côtés et saisis la télécommande.

— Tu permets que je l'éteigne ?

Comme il ne réagissait pas, je m'exécutai.

— Je ne sais pas si je t'ai parlé de Nathan, le fils de ma compagne.

Il hocha la tête négativement.

— C'est un enfant spécial. J'ai d'abord cru qu'il était surdoué mais ce n'est pas le cas. Il est tout ce qu'il y a de normal, mais il entend des voix. Dans sa tête. Des voix qui viendraient de l'au-delà. Il est médium, quoi.

Valentin ne bougeait pas et regardait droit devant lui. Je ne voulais pas perdre le fil et m'empressai de poursuivre.

— Oui, ça paraît dingue et tu as le droit de penser que je suis fou, mais ça fait bientôt deux ans que je connais ce garçon et il y a tellement de faits étranges qui se sont produits sous mes yeux que je serais le dernier des crétins si je n'admettais pas cette forme de réalité, aujourd'hui.

Je me forçai à rire pour détendre l'atmosphère, mais il resta de marbre.

— Comme je suis une tête de pioche, le plus souvent je ne comprends rien à ce que le petit me dit. Le gosse n'est pas livré avec le mode d'emploi… Heureusement les infos arrivent plus tard.

Aucune réaction.

— Bref, dernièrement, il a fait un dessin et il a noté ton nom dessus. Je ne sais pas ce que ça signifie, mais je crois qu'il est important que je te le montre.

Ce qui se passa ensuite me désarçonna.

Je dépliai le document et le glissai devant ses yeux. Il le fixa intensément puis le saisit avec vigueur. Alors il sembla sortir de sa catatonie et se leva pour donner un coup de poing dans un meuble qui se trouvait face à lui. À voir sa main qui tremblait, il s'était défoncé les phalanges. Sa glotte bougeait comme s'il pleurait à gros sanglots sauf qu'aucune larme ne coulait. Qu'est-ce qui pouvait bien le mettre dans cet état ?

— Fiche-moi la paix une bonne fois pour toutes ! hurla Valentin. Tu ne comprends pas qu'en cherchant qui a tué ton père, tu as fait remonter la merde !

Et sans que je puisse anticiper quoi que ce soit, il me mit dehors et me claqua la porte au nez. Je m'éloignai, abasourdi. Dans la précipitation, j'avais oublié de reprendre le dessin. Guidé par une voix dans ma tête, cette sorte d'intuition, je me retournais et revins sur mes pas. Je ne pouvais pas partir comme ça. Mon raisonnement me disait pourtant de m'en aller, qu'il m'avait mis à la porte et que je perdais mon temps, mais une force indéfinissable me poussait à rester. Le temps était gris et la nuit approchait doucement. Je me retournai et observai. Toutes les lumières de la maison de Valentin étaient éteintes sauf celle d'un soupirail qui semblait donner sur un atelier en sous-sol. Discrètement, je m'avançai, puis, à l'aplomb de la petite fenêtre, je me penchai et jetai un œil.

Valentin se trouvait là, de profil, en train de consulter des documents dans un carton. Et soudain il hurla de toutes ses forces. Les traits de son visage étaient méconnaissables. Il avait l'air de souffrir intérieurement. Puis il prit un couteau à la lame effilée, posé à ses pieds et que je n'avais pas vu jusque-là, et il le planta plusieurs fois rageusement dans la boîte devant lui. Dans la brutalité de l'action, sa main glissa et il s'entailla sévèrement la paume. Il s'effondra à terre et se mit à pleurer. Le sang coulait sur son pantalon et sur le carrelage. Je me relevai, totalement perplexe. Qu'est-ce qui le perturbait à ce point et quel secret cachait-il encore ?

Je me dirigeais à nouveau vers ma voiture lorsque mon pied droit se prit dans une racine et je m'affalai au sol, lourdement. Mes genoux râpèrent contre le gravier, trouant mon pantalon. Aussitôt une tache de sang apparut. Plutôt que de me soucier des tracas des autres, je devais m'occuper de mes oignons. Il était temps que je prenne soin d'Alisha et de Nathan. Sorti du contexte et de la peur d'Ebola, le mariage me semblait moins urgent maintenant, mais je devais rester fidèle à cette sensation impérieuse qui avait conduit à cette décision. Comment allais-je m'y prendre pour lui demander de m'épouser ? Honfleur avait mis la barre très haut. Sa démonstration d'abnégation totale face à la timidité de Bérénice imposait le respect. Après tout, j'avais un peu de temps devant moi avant de trouver la bonne idée.

Je me garai devant l'allée de platanes qui menait chez Alisha et la douceur qui émanait de sa petite maison me toucha plus que d'habitude. J'avais envie d'y vivre et de partager ses repas, ses nuits, sa vie. « Bonjour ma chérie », lançai-je tandis qu'elle préparait une salade de champignons.

— Ça alors, tu es rentré quand ? s'exclama-t-elle en s'essuyant les mains.

— Hier soir. J'étais crevé, j'ai dormi chez moi.

Instantanément, son attitude se modifia. Quelque chose dans son dos s'arc-bouta et les traits sur son front se durcirent.

— OK, je vois que rien ne change..., dit-elle.

— Qu'est-ce qu'il y a ?

— Oh, rien. Si tu ne comprends pas tout seul, laisse tomber.

— Sympa, l'accueil !

Elle était à cran. Je l'observai en douce. Était-ce le fruit de mon imagination ? J'avais l'impression que sa poitrine avait grossi.

— Qu'est-ce que tu es susceptible... À croire que tu es enceinte.

— Ça ne risque pas. Depuis que j'ai osé aborder l'idée d'une officialisation de notre relation, tu es devenu fuyant. Avec Nathan, tu nous fiches quasiment dehors le jour de ton départ. Ensuite tu restes six jours au Burkina Faso et pas une seule fois tu ne prends le temps de m'envoyer un texto, « Je suis bien arrivé, tout va bien ». Un message qui m'aurait permis de ne pas m'inquiéter. Mais non. Tu ne penses qu'à toi. Et le jour où tu rentres, tu ne m'appelles même pas pour me prévenir et tu débarques le lendemain, comme si de rien n'était, pour foutre tes pieds sous la table. Et c'est moi qui suis susceptible ?

Ses remarques se passaient de commentaires. Elle avait raison sur toute la ligne.

— Tu ne me parles plus, on ne fait plus l'amour. Tu aurais une maîtresse, ça expliquerait tout…

— N'importe quoi, t'es complètement folle ! hurlai-je.

Le simple fait de m'emporter était un aveu en soi. Elle me regarda d'un air suspicieux. Je ne pouvais rivaliser avec les intuitions d'Alisha, aussi je me gardai de surenchérir en m'offusquant. Cela n'aurait fait qu'accroître le malaise et provoquer une perte de confiance plus grande encore.

— Écoute, Yoann. Je ne sais pas ce que tu me caches et ça m'est égal. On ne va pas se marier, on ne va pas faire d'enfant et on va en rester là, toi et moi. Un break nous fera du bien. Le jour où tu seras prêt à assumer ta vie d'homme de quarante balais, on en reparlera.

J'étais arrivé en cherchant le moyen de la demander en mariage et je repartais célibataire sans avoir essayé de la faire changer d'avis. Une fois dans l'habitacle de mon véhicule, je me raisonnai. D'abord, j'éprouvais une sorte de soulagement car je n'allais pas devoir m'expliquer sur mon infidélité. Mais aussitôt je ressentis une peine immense. Je venais de gâcher une relation qui m'apportait tant de force ! Jamais je n'avais eu autant de complicité avec une femme. Quel gâchis. Je songeai à Nathan et mon cœur se serra plus encore. J'étais un con. Un triple con anéanti.

Je rentrai chez moi, porte de Gentilly, le ventre noué. Même la vue d'un rocher Suchard ne provoqua pas cette douce frénésie béate dans laquelle me plongeait d'ordinaire une bouchée de chocolat aux pralines. Dans ma chambre, les morceaux du cadre offert par Alisha demeuraient épars, je n'avais pas rangé mon appartement avant de partir en Afrique.

Je m'endormis et un rêve s'imposa aussitôt. En plein milieu de la cour d'une école, j'étais un enfant et je recevais des messages « dans ma tête ». La nuit, les voix étaient si présentes que je croyais que mon ours en peluche me parlait. Croyant que ces perceptions étaient communes à tous, je les partageai avec Sophia, une voisine qui me suivait partout, puis avec Florent, Paul et Vladimir, mes trois meilleurs copains. Et soudain, c'est comme si l'univers s'écroulait. On se moquait de moi. Les racontars fusaient, la réalité avait été transformée et tout le monde dans la cour de récré se mettait à m'appeler Jeanne d'Arc. Les gamins avaient dû en parler à leurs parents, qui s'étaient empressés de tourner les faits en ridicule. Je passai la journée à me battre et à distribuer des coups de poing pour sauver mon honneur. La directrice de l'école appela ma mère et lui demanda ce qu'il s'était passé pour que je devienne si violent. Ne sachant que répondre et voyant ma mine déconfite, elle promit de s'enquérir de la cause de mon malaise. Ma mère avait beau m'interroger, je ne disais mot. Elle portait le fardeau d'un mari volage et je ne voulais rien ajouter à sa tristesse. Comme j'ignorais tout de Jeanne d'Arc, et souhaitant comprendre pourquoi on m'affublait d'un nom de fille, j'attendis que mon père rentre de son cabinet d'architectes et je lui racontai les événements. Sans que je la voie venir, une claque retentit sur ma joue, puis il m'interdit d'inventer des choses pareilles pour faire mon intéressant. La trace des doigts de sa main resta des heures.

Je me réveillai, transpirant. Ce n'était pas un rêve. Je venais de revivre des moments de mon enfance. Les souvenirs continuaient de remonter. Je me souvins que ce jour-là, précisément, je m'étais entièrement fermé à mes perceptions. La nuit venue, j'avais imploré l'univers. « Fichez-moi la paix, je veux être un garçon normal, je ne veux plus recevoir des messages dans ma tête ! Plus jamais. » Et c'est ainsi que je m'étais tourné vers les insectes avec passion. J'avais occulté cette partie de moi-même. En tant que flic, j'avais considéré mon acuité exceptionnelle et mon sens exacerbé du détail comme venant de mon œil d'entomologiste. Mais en réalité, j'étais ultra-intuitif. Je vivais une sorte de médiumnité qui se déclarait à nouveau, probablement parce que j'en devenais coutumier et que la peur de ces phénomènes, ainsi que la honte, avaient disparu. Je le devais à Nathan. Il était une sorte de professeur malgré lui. Un guide. En partageant ses perceptions, le gamin avait peu à peu réveillé les miennes.

28

Trop propre pour être honnête

Me souvenir de cette partie occultée de mon enfance était inespéré. La réaction de mon père m'avait obligé à nier ma sensibilité. Il me semblait que cette réminiscence prouvait que je me détachais enfin de ce qu'il m'avait fait vivre. Et connaître le nom de la personne qui l'avait tué n'était certainement pas anodin dans cette démarche. Jamais je n'aurais pu entamer ce processus d'introspection si le coupable était resté anonyme. Les secrets ont cette fâcheuse manie d'engendrer une gangue opaque qui vous empêche d'avancer.

Les remarques du féticheur sur mes facultés me revinrent. En précisant que nous étions faits du même bois, il avait signifié que je possédais les capacités de recevoir des informations induites par l'invisible. J'avais encore un peu de mal à concevoir cette réalité, moi qui étais si sceptique, et cela me rassura de savoir que quelqu'un qui ne me connaissait pas confirmait mes nouvelles prédispositions. Ce voyage au Burkina Faso s'avérait finalement très positif sur le plan personnel. Pour que l'enquête progresse, il nous restait à récolter de nouvelles infos concernant les entreprises de Bural et de Jules Mica.

J'organisai une réunion avec mon équipe pour faire le point sur les données déjà rassemblées et sur celles que nous devions collecter. Marc Honfleur s'était penché sur le passé de Roger Bural.

Le type s'était fait tout seul. Au début, sa société fabriquait des pilules contre la constipation. Il était ensuite entré en production, avant de créer un laboratoire de recherche médicamenteuse. Depuis, il sortait régulièrement des best-sellers pharmaceutiques. Son patrimoine était aujourd'hui estimé à plus de six milliards d'euros. Une réussite industrielle française comme il y en a peu. Mon jeune collègue ajouta un commentaire, une de ces phrases réfléchies dont il avait le secret.

— Tout est lustré, huilé, trop lisse. On a effacé les traces de cambouis, celui qui laisse les mains noires, chargées de remords. Bref, il y a quelque chose qui me dérange : l'absence d'aspérité.

— Un mec avec tant de pognon et qui reste blanc, ça n'existe pas, approuva Christian.

— Vous avez une sacrée opinion de la nature humaine, dis-je en plaisantant.

Christian se positionna devant le mur où tous les documents liés aux trois affaires étaient affichés. En haut de la pyramide, j'avais punaisé la photo de Roger Bural. Il la fixait intensément.

— Ce type a une attitude de joueur de poker. Une face de marbre. Reste à découvrir s'il nous a caché un brelan ou une quinte flush, ajouta-t-il.

— À ce propos, je pense avoir trouvé une piste concernant des liens suspects entre le laboratoire et l'agence de communication. D'après des articles de janvier 2014, la boîte d'Ury réalisait des études pour Bural. Le résultat de ces études, apparemment bidonnées, aidait le laboratoire à se positionner avantageusement dans les pharmacies. Une vraie magouille. Le point très intéressant de ces documents est qu'ils évoquent les relations entre le laboratoire Bural, l'agence de communication d'Ury, mais aussi l'implication de pharmaciens et de médecins dans un scandale sanitaire. À mon avis, on va trouver le mobile du crime dans cet imbroglio. Comme on n'y connaît rien en pharmacie, je nous ai déniché la journaliste qui a pondu les articles. Marion Pons écrit uniquement pour des magazines scientifiques et vit du côté de Nantes.

— Bien joué, Honfleur.

— Elle accepte de nous rencontrer. Je lui ai donné rendez-vous samedi à dix heures. Elle monte à Paris exprès.

— Samedi ! Je vous préviens, je suis pris, ponctua Christian.

— C'est le matin, insistai-je.

— Je joue vendredi soir, je ne serai pas en état…

— Elle bosse la semaine, je n'avais pas le choix, expliqua Honfleur.

— Ce qu'elle va nous dire sera sûrement important. Faut que tu sois là !

— T'es gentil, Yoann, mais cette partie est prévue depuis des lustres et c'est non négociable.

— T'inquiète, je lui ferai un résumé..., proposa Honfleur.

Je haussai les épaules, exaspéré par l'absence d'investissement de mon binôme. De son côté, Honfleur gagnait en épaisseur chaque jour. Plus d'assurance, plus d'initiatives, il m'épatait. C'était l'une des meilleures recrues de ces dix dernières années. Par association d'idées, je songeai alors à Sam. Il fallait que je prenne de ses nouvelles et que j'appelle sa mère. Mais auparavant, je souhaitais obtenir des détails auprès de notre chef de groupe, le commandant Ponstain. D'après Christian, c'est lui qui avait pris la décision de le renvoyer chez ses parents. Je me dirigeai vers son bureau, non sans jeter un œil discret à celui du lieutenant. Les deux pièces étaient attenantes et je ne voulais pas qu'il profite de la discussion. À ma grande surprise, elle était vide.

— Où est passé le trou du cul ? demandai-je à Ponstain sans me formaliser.

— Ne l'appelle pas comme ça ! Tu ne peux pas le blairer, d'accord, mais ça ne doit pas t'empêcher de le respecter. Tu te rends compte si toutes les personnes qui ne s'aiment pas se traitaient de cette manière !

— Ouais, ouais.

— Je ne plaisante pas, Yoann.

— J'ai pas l'habitude qu'il bosse sur le terrain, du coup, ça m'a fait un choc !

— Rajoutes-en une couche, j'avais pas compris. D'ailleurs, il n'est pas sur le terrain.

— Ah, je me disais, aussi. Il a pris ses jours de récup', sans doute. S'occuper d'un chien, c'est fatigant.

— C'est une requête expresse du patron.

Le lieutenant payait enfin pour sa vanité. Une bonne leçon.

— Mauroy avait en charge le toutou et il a disparu, ça ne pardonne pas.

— Peu importe, on est enfin tranquilles.

— Merde, arrête un peu, Yoann !

— De toutes les manières, je ne venais pas te voir pour ça…

— Je me doute que c'est au sujet de Sam. Ne t'inquiète pas pour lui. On l'a pris en main. Il n'allait pas bien, on l'a renvoyé chez ses parents.

— Pas bien, c'est-à-dire ?

— Pour le coup, tu peux remercier Mauroy. Il s'est rendu compte que le gamin faisait de la tétanie. Il m'a averti avant que tout dérape. Ce garçon n'était pas fait pour travailler ici.

— Pardon ? Le lieutenant qui agit de manière désintéressée, pour le bien de Sam qui est *mon* protégé ? Tu plaisantes ? Ça sent la manip à dix mille…

Ponstain souleva une épaule, l'air dubitatif, comme s'il réalisait soudain l'absurdité de la chose. Il posa une main sur le haut de son front en disant :

— Vous me fatiguez, tous les deux. Je te laisse gérer cette histoire, vos guéguerres me dépassent complètement.

— Ah, il n'y a pas que le terrain qui te fait chier, même les relations humaines, c'est trop lourd. Va falloir que tu me dises où commencent et où s'arrêtent tes compétences, parce que là, j'ai peur que l'on soit proche du vide sidéral.

Sa réaction était un peu facile !

Il se leva et me lança un regard noir. J'étais allé trop loin. Avant que ses mots ne dépassent sa pensée et que nous le regrettions tous les deux, je repris la parole.

— Excuse-moi. Je ne voulais pas dire ça. C'est juste que ça m'énerve. Quand je ne suis pas là…

— … le monde s'écroule. Ne sois pas si vaniteux, Yoann, ça va te retomber sur le nez un de ces jours.

Je n'étais pas d'accord. Ponstain n'avait d'autres prérogatives que de surveiller mon poulain, et il s'était fait enfler par Mauroy comme un débutant. Je devais en avoir le cœur net. Que s'était-il réellement passé ?

J'appelai Philippe Josselain sur son portable et demandai des nouvelles de leur fils. Il n'était pas au courant des détails qui avaient précédé son retour chez lui et il me passa Jeanine, son épouse. Sam allait parfaitement bien désormais, et elle regrettait qu'il se soit mis dans un état pareil parce qu'il n'avait pas identifié la bonne personne.

— Si vous l'aviez vu, il semblait perdu, comme hagard, anxieux même. Plusieurs jours, c'était terrible, dit-elle.

Finalement tout était vrai et Mauroy n'y était pour rien.

— Je suis vraiment désolé d'avoir fait vivre ça à votre fils.

— Oh, ce n'est pas très grave, dit-elle, magnanime.

Elle et son mari avaient vécu tant d'épreuves.

— Si, Jeanine, c'est important. J'étais convaincu que Sam pouvait nous aider à identifier cette photo, sinon jamais je ne vous aurais embarqués dans une telle expérience.

— Le fait qu'il se soit trompé est un peu normal. Il y a tellement de nombres, je suppose ! Écoutez, l'important, c'est que mon fils aille bien aujourd'hui. Et voyez-vous, cher Yoann, il s'est passé un petit miracle. Quelque chose de merveilleux. Le lendemain de son retour, un chien fauve et noir a gratté à la porte. Un peu comme s'il avait suivi Sam. Ils s'entendent à merveille. Ils ont mis en place un petit rituel qui convient parfaitement à Sam. On dirait qu'ils se connaissent depuis toujours ! N'est-ce pas incroyable ?

Jean-Luc ! Le berger australien de Filipo s'était attaché au jeune homme. Il avait trouvé l'endroit où il habitait sans jamais y être allé auparavant. Un exploit fréquemment constaté auprès de chats et chiens qui parcouraient parfois plus de mille kilomètres pour retrouver leur maître.

J'expliquai à regret à la mère que le chien était celui de notre commissaire, parti avec moi à l'étranger au moment des faits, et que ce dernier le cherchait partout depuis son retour. Elle marqua un temps d'arrêt, sans doute désappointée, puis elle ajouta :

— On ne doit pas séparer un homme de son animal de compagnie. Sam comprendra. Il le faudra bien. Dites à ce monsieur de venir récupérer son chien, mais dans quelques jours, si possible. Il faut que je prépare Sam à cette séparation. Il s'y est tellement attaché.

J'allais appeler Filipo, lorsqu'une petite voix dans ma tête me dit : « Pas lui, l'autre. » Je compris instantanément ce que ça signifiait. « On » me recommandait d'avertir Mauroy. « Ils » n'allaient pas se mêler de mes relations professionnelles tout de même ! Malgré tout, l'idée me sembla juste. J'avais tout mis sur le dos du lieutenant, mais peut-être n'était-il pour rien dans l'échec de cette mission. D'une certaine manière, il payait les pots cassés à cause de moi. Car sans la présence de Sam, jamais le berger australien ne se serait échappé de la brigade. Je n'allais pas en rajouter. Je l'appelai sur son portable et il décrocha aussitôt. Je lui donnai l'information et lui conseillai d'aller récupérer Jean-Luc en début de semaine prochaine et de le rapporter au commissaire. Au silence qui suivit, je compris qu'il n'en revenait pas et il me remercia d'une voix sincère. Je concède n'avoir jamais eu une attitude bienveillante à son égard depuis qu'il avait rejoint notre groupe. Peut-être était-il temps d'évoluer.

— Essaie d'en tirer parti auprès de Filipo, lui conseillai-je avant de raccrocher.

Porté par l'enthousiasme de cette bonne action, j'appelai Honfleur et lui demandai comment avançait sa demande en mariage au Carrefour près de chez lui.

— C'est curieux que tu me poses la question maintenant, ça se passe demain. J'en profite, puisque nous serons en pause.

— Si tu as besoin de moi, n'hésite pas.

J'allais tourner en rond. Autant m'occuper.

— C'est vraiment sympa. J'accepte avec plaisir ! Tu peux venir avec Alisha, bien entendu.

— Je viendrai seul, elle est débordée.

Il me donna rendez-vous à onze heures au dernier étage du centre commercial de Bercy-II. Le magasin se trouvait sur la droite après les escalators. Honfleur avait acheté une bague de fiançailles qu'il comptait offrir à Bérénice et me confia le soin de la lui donner, en tant que témoin.

L'enseigne s'était prise au jeu et avait fait les choses en grand. Dans l'allée des céréales où Bérénice allait se rendre avec certitude (car notées sur sa liste), des fleurs fraîches fixées sur des pergolas formaient une voûte colorée du plus bel effet. Quelques minutes avant que la compagne de Marc Honfleur ne s'y rende, deux responsables du personnel s'enquirent d'empêcher les quidams d'avancer dans l'allée dédiée au petit déjeuner. L'objectif était que les tourtereaux soient seuls pendant quelques minutes. Un genou à terre, mon collègue fit sa demande. La jeune femme, toute petite et les cheveux mi-longs devant son visage, juste habillée d'un jean et d'un pull blanc, se tenait face à Honfleur, vêtu quant à lui d'un simple costume anthracite. Une rose rouge empruntée à la décoration ornait sa boutonnière. Derrière ses grosses lunettes de myope, il gardait les yeux écarquillés comme s'il ne voulait oublier aucun détail. Je ne devais m'approcher d'eux que si elle disait oui. Terriblement anxieux, je fixais les lèvres de la demoiselle. Elle ne comprit pas tout de suite de quoi il retournait et un vent de panique souffla autour de nous. Son regard cherchait des points de repère. Elle fixa longuement la boîte de céréales qu'elle prenait tous les matins, puis elle pivota vers Marc qui réitéra sa demande en parlant doucement. J'avais l'impression de plonger en apnée et je n'osais imaginer dans quel état se trouvait mon jeune collègue. Lorsqu'elle donna son accord en souriant, j'en eus les larmes aux yeux. J'approchai d'elle et lui confiai la bague. Elle la saisit en tremblant, sans même me regarder. Honfleur me tapota le bras d'un air paternaliste. J'avais beau avoir vingt ans de plus que lui, je me sentis l'âme d'un enfant de chœur. Dix mille questions se bousculaient à l'intérieur de mes lobes cérébraux. Pourquoi en étions-nous arrivés là avec Alisha ?

J'observai à nouveau Honfleur. Son bonheur me fit mal.

Deux ans que mes jours de repos tournaient invariablement autour de ma belle et de son fils. Qu'allais-je faire de ma journée ? Me rendre chez ma mère ? Elle était au courant de notre projet de mariage… Je ne voulais pas me justifier et encore moins expliquer la raison de notre séparation.

Christian allait passer ces deux nuits à jouer au poker et dormir le jour. Inutile que je tente une visite. En dehors du boulot, je n'avais pas d'amis. Avant de connaître Alisha, j'avais consacré mon temps libre aux femmes. À quarante-quatre ans, ma vie privée était aussi pauvre que celle d'un papillon éphémère. Cet insecte ne vit que quelques heures, il copule puis il meurt. Le parallèle faisait peur.

Restait Valentin Amerti. Malgré la compétition qui nous avait séparés et les événements tragiques qui nous liaient désormais, il avait été un vrai ami. J'avais encore beaucoup de mal à réaliser que nous étions demi-frères. Totalement désœuvré, je me rendis à son pavillon. Ce que j'avais vu la veille m'inquiétait.

Malgré son arrêt de travail, il était absent de chez lui. Curieux. Peut-être avait-il repris le boulot. Je l'appelai sans qu'il ne réponde et lui laissai un message. « Hello Valentin, c'est Yoann. Il faut qu'on se voie. En ce moment, je suis devant chez toi. Rappelle-moi, je t'attends. Je crois qu'on a encore des choses à se dire… Tant qu'il existera le moindre secret entre nous au sujet de nos parents, nous ne trouverons pas le repos. »

Pourquoi avais-je la certitude que sa confession liée à la mort de notre père cachait encore des zones d'ombre ? Je le revis en train de cogner de ses poings le meuble du salon en refoulant ses larmes. Quelque chose m'échappait.

Je grimpai dans ma voiture et jetai un œil à ma montre. Quatorze heures. J'allais rester à l'intérieur et l'attendre en réfléchissant à l'enquête. Je fouillai les poches de mon blouson. Merde ! J'avais oublié mon carnet chez Alisha lors de mon départ précipité. À cette heure-là, elle se trouvait certainement à l'université de Paris-Sud à Orsay et son fils Nathan, à l'école. J'allais profiter que la maison soit vide pour récupérer mes notes avant de revenir ici.

Une fois sur le périphérique – quasiment vide à ce moment de la journée –, mon regard se porta sur mon rétroviseur. Une moto orange et noir, juste derrière moi, approchait. Il me semblait l'avoir déjà vue tandis que je me rendais chez Valentin. Je me calai à droite pour la faire passer, mais le type resta à sa place et se laissa même doubler par une camionnette. Lorsque je pris la sortie de l'autoroute A6 en direction d'Orsay, il réapparut dans mon champ de vision. Pourquoi ne me dépassait-il pas ? Je me fis la réflexion que le motard avait deviné que j'étais flic et qu'il jouait la prudence.

Le nombre de fois où de petits malfrats sentaient notre présence malgré l'absence d'uniforme était déconcertant. Il n'avait certainement pas la conscience tranquille. À Châtenay-Malabry, il était toujours là, à me sucer la roue. À croire que nous allions au même endroit ! Si le type était en train de me filer, il manquait de discrétion avec ses couleurs fluo. C'était quand même hallucinant qu'il me suive depuis tout ce temps. Inquiet, je garai mon véhicule devant chez Alisha, la main droite sur mon arme. Il fonça tête baissée et disparut enfin. Je virais parano. Je pris ma clef et me dirigeai vers la petite maison. Dans la boîte aux lettres, du courrier dépassait, signe qu'elle n'était pas là. Malgré tout, je hâtai le pas et entrai. Mon carnet se trouvait dans la chambre, au pied du lit. Je l'empochai. Avant de repartir, j'ouvris le frigo par habitude, en réalisant que je n'avais pas encore déjeuné. Du saucisson à l'ail et une salade de lentilles attirèrent mon attention. Je refermai le frigidaire en estimant que je ne pouvais décemment pas me servir.

Je ne voulais pas rater le retour de Valentin et je ressortis aussitôt. Tandis que je verrouillais la porte à clef, un mouvement au-dehors perturba mon champ de vision. L'homme à la moto orange et noir se trouvait devant la boîte aux lettres et tenait dans ses mains gantées de cuir le courrier d'Alisha. Sans réfléchir, je courus vers lui. Il enclencha une vitesse et s'éclipsa en mettant les gaz. Sa plaque d'immatriculation, trop petite, était illisible. Qui était-il et que voulait-il ? S'il en avait après moi, pourquoi était-il venu jusqu'ici ?

Il ne pouvait s'agir de Valentin, il n'avait pas de permis moto. Troublé, je ramassai le courrier qu'il avait lâché dans la précipitation et le glissai dans la boîte d'Alisha. Le type portait des gants, on ne trouverait pas d'empreintes. Cet événement pouvait-il avoir un lien avec l'affaire dont je m'occupais ? Ou une autre, plus ancienne ?

29

Course contre la mort

Le bouquet de roses commençait à faner. Plusieurs pétales reposaient comme de minuscules bols nacrés autour du vase de porcelaine. Le parfum des *Sweet Love* restait présent malgré la sève qui ne circulait plus dans les tiges. Les fleurs courbaient leur corolle vers le bas, bientôt elles ne seraient plus. Il ne put s'empêcher d'y voir une similitude avec l'état de sa fille. Elle venait de subir une nouvelle crise la nuit dernière. Elle avait frôlé le coma. Il s'en était fallu de peu. Heureusement qu'il s'était levé. Il avait pu lui administrer ce qu'il fallait pour la sauver. Il s'approcha d'elle et releva la couverture sur ses mains. Sa chemise de nuit à petites fleurs bleues lui donnait un air fragile. Qui aurait pu dire qu'elle avait vingt-trois ans ? Elle en faisait cinq de moins. Elle dormait paisiblement, la tête penchée du même côté que les roses. C'était si triste. Pourquoi ? Pourquoi la vie lui infligeait-elle autant de drames ? Il avait perdu sa femme de la même maladie.

Tuer ces hommes ne réparait rien et son épouse ne ressusciterait pas pour autant. Mais ça l'aidait, lui, à vivre. Accepter autant d'injustice sans rechigner, c'était inenvisageable. Flora remua dans son lit et il se demanda s'il devait tout lui dire. Peut-être que son état s'améliorerait ? Une guérison tenait à si peu de chose. Parfois, le moral…

Le moral permettait de survivre aux maladies les plus graves, se dit-il. Oui, il fallait essayer. Il ne pouvait attendre que la mort s'installe chez lui à nouveau sans tout tenter pour venir en aide à sa fille adorée.

— Papa ?

Il essuyait une larme et n'avait pas vu qu'elle s'était réveillée.

— Ma chérie… Comment te sens-tu ?

— Mieux que cette nuit.

Elle lui sourit doucement.

— Flora, j'ai d'importantes choses à te dire.

— Tu peux m'apporter un autre oreiller, je voudrais me redresser et le mien est trop mou.

Il prit le temps de l'aider et il lui avança un plateau sur lequel reposaient une banane et un jus de mangue.

Il décida de se livrer sans retenue.

— J'ai rencontré Catherine, ta mère, et nous nous sommes mariés. Peu de temps après ta naissance, elle est tombée malade.

Il marqua une pause, puis continua.

Au fil des ans, son état avait empiré. Après deux légers comas dont elle était ressortie amoindrie, son comportement avait changé. Elle avait des délires et devenait agressive. Elle se réveillait en hurlant, la nuit, envahie par les cauchemars. Il lui venait en aide autant qu'il le pouvait. Puis, en janvier 2014, alors qu'il avait été mandaté par le laboratoire Bural, il était tombé sur un article qu'avait écrit une journaliste scientifique. Elle critiquait sévèrement leurs méthodes et les patrons envisageaient de l'attaquer pour diffamation. Mais tout était vrai. La fille était bien renseignée.

— D'abord, j'ai espéré que le scandale qu'elle décrivait allait éclater, mais rien n'est venu. À l'aube de sa mort, ta mère m'a fait jurer de m'occuper personnellement des coupables. J'ai juré mais je n'ai pas pu m'y résoudre. Je mettais cela sur le compte de ses délires. Puis, en octobre 2014, six mois après le décès de ta mère, j'ai appris que tu étais malade à ton tour. J'ai cru devenir fou.

Il hésitait encore à aller jusqu'au bout. Devait-il tout lui avouer ?

— Tu as fini par faire ce que t'avait demandé maman ?

— Oui.

Méticuleusement, il avait collecté les preuves et recoupé les informations. En consultant le dossier médical de sa femme, il avait eu la confirmation de leurs magouilles. Un an avant qu'elle décède, elle s'était ainsi retrouvée sous bithérapie à vie. Il ne doutait pas que cela avait achevé de pousser son épouse dans la tombe.

— J'avais déjà le nom et les coordonnées de toutes mes cibles, notées sur l'article de la journaliste.

Tu connais mon métier. En quelques semaines, j'ai décrypté leur vie comme si je vivais chez eux.

— Et tu les as tués ? demanda-t-elle à nouveau, comme pour s'en convaincre.

— Oui, Flora. Je l'ai fait pour ta mère, pour toi et pour les milliers de personnes qui subissent leurs malversations.

— Comment tu as fait ?

— Tu n'as pas besoin de savoir. Non. Il ne faut pas que tu saches.

— Papa. Je suis condamnée…

— Ne dis pas une chose pareille !

— Tu ne seras pas toujours là pour me sortir du coma. Dis-moi comment tu as fait.

Ses yeux brillaient d'un nouvel éclat. Jamais il n'avait vu sa fille aussi vivante qu'à cet instant. Alors il lui raconta.

Lorsqu'il était enfant, il vivait à Paris avec ses parents. Très occupés, ils le confiaient aux grands-parents pendant les vacances. Il était très grand pour son âge. Alors qu'il n'avait que douze ans, son grand-père lui avait appris à tuer les porcs. Il fallait porter un coup de couteau à la carotide, rapide et précis, sinon le cochon hurlait le temps de se vider et il détestait ça. En dix ans de pratique renouvelée lors de toutes les vacances, il maîtrisait parfaitement le geste.

— Ça m'est revenu comme si je n'avais jamais cessé.

Flora ne disait mot et regardait par la fenêtre, pensive.

— Demain, je dois partir pour une nouvelle mission et j'ai demandé à Françoise de passer la journée avec toi, elle est ravie. Je reviendrai par le dernier train, vers minuit. Je serai là pour la nuit, ne t'en fais pas.

— Un nouveau meurtre ?

— Non, le travail.

Inutile de lui donner des cauchemars.

— Quelle entreprise, cette fois ?

— Tu sais, en général, ce sont de très grosses sociétés parisiennes qui font appel à moi. Parfois même la police.

— Tu vas travailler pour eux ? Et s'ils faisaient le rapprochement ?

— Non, ma chérie. Je ne travaille pas pour eux en ce moment, ne t'inquiète pas. Allez, repose-toi.

Elle allait guérir, c'était évident.

Il referma la porte de la chambre et se dirigea vers l'extérieur, en direction de la serre chauffée. Des trois boutons de rose qui restaient, un seul avait commencé à s'épanouir. Ce n'était pas l'idéal mais ça suffirait. Il enfila des gants de latex, saisit le sécateur et coupa la tige d'un coup sec. Il l'entoura soigneusement de cellophane et la glissa dans sa sacoche. Il était prêt.

Le lendemain, en fin d'après-midi. Un homme d'une soixantaine d'années marchait le long d'un sentier de la forêt de Rambouillet, le plus gros massif forestier d'Île-de-France. Il portait une veste bleu marine Hugo Boss et un petit foulard en soie autour du cou qui dépassait très légèrement de sa chemise Ralph Lauren. Il avait posé son vendredi en RTT pour gagner un jour de congé supplémentaire et savourait cette marche parmi les chênes et les résineux. Il connaissait par cœur l'emplacement des arbres centenaires et les allées longeant les taillis couverts d'aubépine qui embaumaient au printemps. Des sentiers oubliés par la plupart des promeneurs. Une fois, il avait même croisé un groupe de chevreuils qui avaient levé la tête avec curiosité, avant de jauger l'homme puis de s'échapper mollement. Il se souvint de cette rencontre qui avait illuminé sa balade. Soudain, il entendit le craquement de brindilles derrière lui. Il se retourna. Personne. Le vent souffla dans les ramures et quelques troncs grincèrent d'être ainsi contrariés par les caprices du ciel. Il s'accroupit, persuadé qu'un animal se cachait non loin. Il attendit sans bouger, pour ne pas l'effrayer. Il pouvait s'agir d'un lièvre, d'un renard ou peut-être d'un sanglier. À cette idée, il scruta les alentours. Il avait entendu parler de ces femelles accompagnées de leurs petits qui devenaient de véritables furies pour protéger leur portée, alors que les mâles s'enfuyaient généralement en présence de l'homme. Il se rassura en songeant que le bruit entendu était trop discret pour représenter une harde de marcassins. Néanmoins, il ne se sentait pas en sécurité. Quelque chose de l'ordre de l'intuition l'alarmait. De quelle manière retrouverait-il sa voiture au plus vite ? En rebroussant chemin ou en continuant son périple ? Le calcul était simple. Cela faisait vingt minutes qu'il avait entamé sa promenade et il lui manquait quarante minutes pour finir le grand tour. Il se leva d'un coup et rebroussa chemin. Un nouveau craquement se fit entendre précisément là où il se trouvait auparavant. Il évita de se retourner et hâta le pas. Les nuages masquaient un timide soleil et l'ombre des arbres grandissait et formait une pénombre ouatée. Le bruit se transforma en cadence. On le suivait en se calant sur son rythme. Il était évident qu'aucun animal ne pouvait faire un tel raffut. Il se mit à courir et jeta un œil furtif en arrière en espérant découvrir le sourire d'un joggeur désolé de lui avoir fait peur. Une forme sombre et encapuchonnée se trouvait à dix mètres de lui et tendait le bras en avant. Dans sa main, un couteau effilé comme il n'en avait jamais vu. Il tenta d'appeler au secours, mais de sa voix éraillée par l'angoisse et la surprise ne sortirent que quelques sons rauques et inaudibles. Tétanisé par la terreur, ses pieds ripèrent contre une large racine et il s'affala dans les broussailles. En quelques secondes la personne fut sur lui, un genou collé dans son dos afin de le maintenir au sol, la lame plaquée le long de sa gorge.

— Tu fais un geste inconsidéré et je te tue. Tu as compris ?

Il appuyait le couteau contre son cou.

— Oui, susurra le prisonnier.

— Tu vas te retourner lentement et rester couché sur le dos. Enfile ce Serflex autour de tes jambes et serre fort.

Le soixantenaire s'exécuta.

— Tends les bras devant toi et tiens les mains jointes.

— Ne me tuez pas, je vous en supplie. Que voulez-vous ?

En un geste précis, l'agresseur mit un second cordon de serrage autour de ses poignets et tira d'un coup sec. Alors il se mit à genoux devant l'homme ligoté et sortit une fiole en verre qui contenait une poudre blanche.

— Devine ce que c'est.

— Je ne sais pas…

— Allez, un petit effort… Je suis sûr que tu vas trouver.

— Je vous en supplie…

L'homme ôta le bouchon et le plaqua sous le nez de l'autre.

— Et voici un indice… Sens !

— Je… je ne sens rien…

— Bravo. En effet, ça ne sent rien. Et si on laissait cette substance dans la forêt, pas un seul animal ne l'avalerait même s'il était affamé. Un chien peut bouffer sa merde plutôt que de mourir de faim, mais ça, il en est incapable. Personne n'en veut, même les mouches. Heureusement il y a les hommes, qui en mettent partout.

Les prunelles de l'homme à terre s'agrandirent.

— Je vois que tu as compris. On en ajoute dans les yaourts, dans les boissons et même dans les médicaments. Un putain de poison. La preuve, c'est que tu vas mourir. Ouvre la bouche.

L'homme hésita et un rictus de panique s'afficha sur son visage.

— Ouvre ! hurla l'homme à la capuche.

Il vida le contenu de la petite bouteille qui constella les dents et la langue de l'homme à terre.

— Avale, maintenant.

Et tandis que la victime refermait sa bouche, une lame s'enfonça dans sa carotide sans qu'il la voie venir. Les lueurs du soleil, minute après minute, diminuaient d'intensité. L'homme mourut très vite.

L'autre se releva et considéra l'endroit. Un bosquet dense à deux mètres de là cachait le corps du chemin. Comment les flics trouveraient-ils le cadavre dans ces deux cents kilomètres carrés de feuillage s'il ne leur donnait pas un petit coup de main ? Il prit les pieds du mort et les tira vers le passage. Il sourit avec satisfaction. Dans le vert foncé du feuillage, le bouton de rose tout juste déposé attirait parfaitement le regard. Il observa son cadran de montre. Il avait largement le temps de prendre son train.

30

La révélation

Un rideau d'argent s'abattait sur mon pare-brise et mes essuie-glaces avaient peine à balayer le déluge. Le motard qui avait stationné devant chez Alisha me préoccupait, la disparition de Valentin également. Et s'il avait pris la décision de s'en prendre à elle pour me toucher ? Je lui laissai à nouveau un message qui pouvait s'adapter à toutes les situations. « C'est Yoann. Ne fais rien tant qu'on ne s'est pas parlé. Je ne te laisserai pas tomber, à très bientôt. » Puis j'appelai Alisha. Elle ne répondit pas. Je me devais de l'avertir. « Je suis passé chez toi pour récupérer mes notes, un type à moto fouillait dans ta boîte aux lettres. Je ne suis pas rassuré. Par précaution, ce serait bien que vous dormiez dans la grande maison de ton père, pendant quelques jours. Tiens-moi au courant. » Et je raccrochai. Je décidai de rentrer chez moi. Quel que soit l'endroit où Valentin se trouvait, il y resterait le temps que les intempéries se calment. Poireauter dans ma voiture pouvait durer une éternité et j'avais faim. Je branchai mon téléphone en mode haut-parleur et commandai une pizza oignons-chorizo *king size*.

Une fois arrivé chez moi, je pris une douche brûlante en savourant d'avance le goût inimitable de la spécialité d'Alfredo. Je m'essuyais lorsque la sonnette d'entrée retentit, en même temps que mon téléphone. Mon choix se porta sur le visiteur. J'ouvris la porte, une serviette enroulée autour des hanches. Un homme en parka noire avec capuche portait un sac plastique isotherme dont il sortit une boîte en carton aux couleurs de l'Italie. L'odeur de la pâte chaude et du fromage fondu emplit le vestibule. Je lui donnai le billet que j'avais déposé sur la table basse, en lui souriant.

— Garde tout et la bise à Alfredo.

— Merci. Il a ajouté des câpres et une canette.

— Génial.

Rien de tel qu'une pizza pour égayer une triste et futile journée. Je décidai de prendre le temps de savourer mon repas avant de consulter mon téléphone. Nous n'étions pas de permanence et quelle que soit l'identité de celui qui avait tenté de me joindre, il pouvait attendre quinze minutes de plus. Même Valentin.

Finalement, il s'agissait de Marc Honfleur. Mon jeune collègue souhaitait me remercier à nouveau de ma présence à ses fiançailles. Je lui envoyai un texto pour accuser réception de son message. Je n'avais pas envie de parler de relations amoureuses aujourd'hui.

Valentin me rappela un peu avant minuit. Il avait une voix chargée de ressentiment.

— Qu'est-ce que tu cherches, je t'ai demandé de me foutre la paix.

— On n'a pas tout réglé, toi et moi. Il faut qu'on aille jusqu'au bout.

— Je t'ai tout dit, qu'est-ce que tu veux savoir de plus ? Ce que je vis ne te regarde pas.

— Écoute, Valentin. Je reviens d'Afrique et ce qui s'est passé là-bas est en train de me faire évoluer de manière radicale. Tu n'imagines pas…

— Et c'est reparti. Monsieur « le centre du monde » me fait profiter de son expérience ! Quelle chance j'ai. Tu n'as pas envie de m'écouter, Yoann. La seule personne qui t'intéresse, c'est toi et toi seul.

— Écoute-moi quelques secondes et après tu décideras si tu veux qu'on se parle ou pas.

J'attendis sa réponse mais il resta muet.

— Ton enfance n'a pas été simple, la mienne non plus. On pourrait imaginer que ce qui m'a le plus traumatisé est l'assassinat de mon père, mais je viens de comprendre qu'il n'y a pas que ça. Mon rapport aux femmes et toute ma vie sentimentale découlent de ce qui s'est passé avant son décès. Lorsque Gregor trompait ma mère à tort et à travers. Ce que je viens de réaliser, Valentin, c'est que je dois rompre le lien que m'a transmis mon père, malgré lui, pour ne pas reproduire les mêmes erreurs que lui. Tous les événements qui restent cachés dans l'ombre des secrets nous empêchent de progresser et de comprendre nos égarements.

Plus un bruit dans le combiné.

— Allô ?

— Je suis là, ajouta-t-il.

— Ma démarche est égoïste, c'est vrai. Mais si ça peut m'aider, ce sera aussi le cas pour toi. Nos destins sont liés. Nous devons nous défaire du fardeau de notre enfance une bonne fois pour toutes.

— OK, dit-il d'une voix blanche.

Terrassé par la fatigue, je lui proposai de nous retrouver le lendemain matin au bistrot l'Isileko. Ce mot basque signifiait « le secret », le meilleur endroit pour aborder les faits qui torturaient mon vieil ami.

J'aurais mieux fait de lui donner rendez-vous aussitôt car ma nuit fut courte et agitée. Une sourde angoisse me maintint éveillé. J'avais peur qu'il change d'avis et ne vienne pas. Le matin, je fus soulagé de constater qu'il ne m'avait envoyé aucun message pour décommander.

Tout au long de la route qui menait de Gentilly au 14e arrondissement, mon cerveau divagua sans retenue. Que me cachait-il ? Avait-il planté les dix-huit coups de couteau dans le corps de mon père ? Non, il n'avait que dix ans à l'époque, c'était impossible. Pourtant, l'impression que Valentin, à l'heure des confidences sur ce meurtre, ne m'avait pas tout dit persistait. Qu'allais-je découvrir ?

Il était arrivé avant moi et avait choisi la table du fond, celle qui se trouvait le plus en retrait. Je fus surpris de le voir sur une chaise qui faisait dos à la salle. Il ne voulait pas être reconnu par d'éventuels collègues de passage. Le temps qu'il commande un café, je demandai à Bixente de ne pas nous déranger et de ne laisser personne approcher. Le Basque me donna une tape bourrue dans le dos en guise de réponse.

Comme lors d'un interrogatoire, je devais mettre Valentin à l'aise. À l'aune de notre précédente discussion, il semblait me reprocher de ne pas l'écouter et de ne penser qu'à moi. Nous n'allions pas entrer dans le vif du sujet directement. Quelques détours nous y mèneraient.

— Tu as repris le boulot ?

— Non.

— Ta femme m'a dit que tu envisageais de démissionner… c'est des conneries ?

— Pas du tout.

S'il restait aussi laconique, on allait y passer des heures. D'habitude j'aurais frappé du poing sur la table pour le bousculer, mais il n'était pas dans son état normal. Ses yeux étaient injectés de sang comme s'il avait pleuré ou qu'il n'avait pas fermé l'œil de la nuit.

— Valentin, je te connais depuis plus de trente ans et tu es mon plus vieil ami…

— Nous sommes demi-frères.

— C'est vrai. Laisse-moi un peu de temps pour l'intégrer. Je suis au courant depuis moins d'un an… Tu as un paquet d'années d'avance sur moi…

— Je sais ! s'emporta-t-il. Tu m'en veux parce que j'ai gardé le silence durant tout ce temps. Trente ans de mensonge.

— C'est le passé et tu avais tes raisons. On a réglé le plus lourd, toi et moi. On a le même père…

J'allais ajouter « et tes parents l'ont tué », mais cette phrase assassine allait jeter de l'huile sur le feu.

— … et maintenant il faut s'entraider.

Il prit enfin la parole.

— Tant que je te cachais la vérité, je me la cachais à moi-même. Le fait que tu saches tout a provoqué un séisme en moi. Ça m'a obligé à regarder au fond de moi. J'ai analysé certaines de mes attitudes compulsives. Les fringues, les filles, le boulot… Pourquoi je cherchais tant à t'imiter. Comme je mentais à tout le monde, j'ai fini par me mentir à moi-même. Te parler a eu le mérite de me pousser à soulever le couvercle.

— C'était le bon moment, dis-je pour l'inciter à continuer.

— Il fallait que tu digères cette histoire pour que je puisse aborder la suivante…

— La suivante ?

— Je ne pouvais pas tout te raconter. J'ai toujours cru que j'emporterais mon secret dans la tombe. Je n'étais pas prêt à tout déballer, répéta-t-il.

Je décroisai les bras et me reculai légèrement pour l'inciter à s'épancher. Je sentais que son envie de se confier ne tenait qu'à un fil et que si quelque chose en moi l'agressait, ce serait perdu.

— La raison de ma prochaine démission de la police est, dans une certaine mesure, liée à mon père…

— C'est-à-dire ?

J'étais moi aussi à cran et malgré ma détermination à le laisser s'exprimer, je ne cessais de ponctuer chacune de ses phrases. Valentin respirait vite, il hachait ses mots et haletait presque. Qu'allait-il m'annoncer ?

— Mon père n'est pas mon père…

— Je sais, il…

— Ne m'interromps pas, chuchota-t-il en fermant les yeux de lassitude.

Sa main droite tremblait légèrement.

— Ce que j'ai à te dire est très difficile. Si tu me coupes, je n'y arriverai pas. Personne n'est au courant, pas même ma femme.

Je sentis mes épaules se crisper et mon visage se figer. Je craignais le pire. Mes idées se bousculaient et j'envisageais à la vitesse de la lumière la plus improbable des vérités. J'étais bien en deçà d'imaginer une once de ce qu'il me révéla.

Il commença par me relater ce que je savais déjà. Je devais, semble-t-il, appréhender l'histoire dans sa continuité pour mieux en comprendre les conséquences. Sylvie, sa mère, n'avait jamais épousé quiconque car elle était amoureuse d'un homme marié : Gregor Clivel, mon père. Elle l'avait connu lorsqu'il dirigeait son cabinet d'architectes. En l'espace d'un mois, elle était devenue sa maîtresse régulière.

Un an plus tard, elle tombait enceinte. Gregor l'avait maintenue dans l'illusion qu'un jour, il quitterait sa femme pour elle et qu'il reconnaîtrait l'enfant. Les mois s'étaient succédé et Sylvie, le ventre de plus en plus proéminent, se faisait insistante. Elle ne voulait pas d'un enfant sans père. Elle avait pourtant fini par comprendre que son enfant à venir la rendait gênante et que Gregor ne se séparerait jamais de son épouse. L'architecte avait d'ailleurs profité du congé maternité de la future maman pour ne plus lui adresser la parole. Pire, en son absence il avait monté un dossier contre elle et sept semaines après son retour, il l'avait licenciée pour faute grave. Elle s'était retrouvée seule, sans emploi ni indemnité de chômage, avec un nourrisson à charge. Et une haine chevillée au corps. Avec l'acharnement qui accompagne la rage, elle avait patiemment attendu dix ans pour se faire oublier, non sans garder un œil sur tout ce que son ancien amant faisait.

Un jour, notre voisin le plus proche avait mis sa maison en vente, offrant à Sylvie Amerti l'opportunité de mener à bien son projet de vengeance. Grâce à l'héritage de ses parents, décédés deux ans plus tôt, elle avait acheté la maison. Elle et son fils allaient vivre à moins de cinquante mètres de chez nous. Sylvie avait conscience que Valentin était le portrait craché de Gregor. Si elle s'installait à côté, sans époux, tout le monde ferait le rapprochement. Elle avait donc proposé à son frère – à l'époque complètement paumé et sans emploi – de vivre sous son toit afin de jouer le rôle du mari.

Valentin s'arrêta et prit une grande respiration. Je vis ses yeux s'embuer. La tonalité de sa voix changea et partit légèrement dans les aigus.

— Ce que ma mère ignorait, c'est que son frère était pédophile. Pour mener à bien ses desseins, elle a fait venir dans notre maison un homme… que j'ai mille fois maudit. Cet homme… a abusé de moi… pendant plus de deux ans.

Valentin cachait ses yeux derrière ses mains agitées.

— Il me terrorisait, je n'ai jamais eu l'ascendant… Il affirmait que si je disais quoi que ce soit, ma mère en mourrait. Je n'avais qu'elle... Je suis incapable de te raconter ce qu'il m'a fait. Je ne m'en remets toujours pas.

J'étais bouleversé. Toutes les zones d'ombre s'éclairaient. Comment n'avais-je pas deviné ? Je me souvins de son insistance à vouloir dormir chez nous, sans arrêt. Comme il passait son temps à me copier, j'avais fini par me fatiguer de sa présence. Je l'avais peu à peu maintenu éloigné. Mes poings se serrèrent en songeant que je l'avais laissé dans les mains du pervers qui habitait chez lui…

— Je suis désolé, j'aurais dû m'en rendre compte, concédai-je. Et ta mère ? Elle l'a su ?

— Oui, une nuit, elle l'a surpris dans ma chambre. Il m'obligeait à le toucher. J'avais douze ans. Elle a failli le tuer. Mais il avait un argument imparable pour la calmer. Lui seul connaissait la vérité concernant Gregor Clivel. Ce soir-là, j'ai eu droit à l'histoire complète. Mon oncle m'a expliqué que ma

« formidable mère » était une meurtrière. On m'avait toujours dit que mon père biologique, une sorte de hippie, était parti très jeune en Inde. Je gardais espoir de le rencontrer un jour. Ce qu'il m'expliqua ruina tous mes rêves de gosse.

Il reprit son histoire.

Gregor Clivel rentrait de son cabinet d'architectes, en passant comme tous les soirs devant leur maison, et Sylvie l'avait interpellé. Jusqu'alors, il faisait comme s'il ne la reconnaissait pas. Sylvie l'avait bousculé et l'ultimatum était tombé. Soit il quittait Maria et l'épousait elle, en reconnaissant son fils, soit elle révélait tout à sa femme. Il était resté imperturbable en expliquant que lui-même avait pris la décision de tout relater dès ce soir à son épouse car il venait d'apprendre qu'il était atteint d'un cancer. Gregor était reparti en s'éloignant tranquillement. Mais une fois dans la rue, sous l'injonction de Sylvie, le frère l'avait poignardé. Trois coups de couteau. Puis, emplie de fureur, elle s'en était emparée pour finir le boulot. Elle l'avait achevé de quinze autres coups.

— Depuis ce jour où on m'a tout déballé, le frère de ma mère ne m'a plus touché… Finalement, lorsque j'ai appris qui était mon vrai père, j'ai compris que je l'avais perdu et que je ne le connaîtrais jamais. Et le jour où j'ai su que ma mère l'avait tué, mes nuits ont cessé d'être un enfer car elle a jeté son frère hors de notre maison. Trahison, abandon, injustice, culpabilité, rejet… De quoi devenir fou…

— Pourquoi n'as-tu jamais porté plainte ?

— Il nous tenait à cause du crime. Si je le dénonçais, ma mère irait en prison. Lui, d'une certaine manière, n'avait fait qu'immobiliser et blesser Gregor. C'est elle qui avait porté les coups fatals. J'étais coincé. Orphelin de père sans jamais l'avoir connu, je n'allais pas risquer de me séparer de ma mère. Le temps a passé. J'avais honte de ma famille, honte de ma mère, honte de mon oncle, honte de moi-même. Je me détestais… Je ne voulais pas que ça se sache à la Crim'. Trop peur de perdre la face…

— Bien sûr.

Je ne savais plus quoi dire.

— C'est pour cette raison que je quitte la police… Pour pouvoir révéler la vérité et porter plainte sans lire de la pitié dans le regard des collègues.

— Pourquoi maintenant ?

Il avait été mon meilleur ami avant de devenir mon ennemi, il avait nourri ma rancœur quelquefois excessive à l'égard de la Crim', mais je ne pouvais m'empêcher de penser que s'il partait, ce serait un énorme gâchis.

— Le meurtre de ton père est classé. Mais comme tu le sais, concernant les affaires d'abus sexuel sur mineur, la prescription est de vingt ans après la majorité de l'enfant.

Je fis un rapide calcul. Dix-huit et vingt, cela faisait trente-huit ans. Valentin avait six mois de moins que moi, soit quarante-trois ans. On avait dépassé le délai de cinq années !

— C'est trop tard…

— Non. Je sais par ma mère qu'il a recommencé avec une de mes petites cousines. Les faits remontent à quinze ans, on est dans les clous.

— Et tu es sûr que ça tient…

— J'ai interrogé la gamine, c'est du solide. Si je témoigne, elle acceptera de porter plainte. Pour moi les faits sont prescrits, mais j'y vais pour éviter que la panique d'être seule face à lui ne l'empêche d'agir.

— Ta mère est d'accord ? On va inculper son frère… Ce qu'elle a fait, le meurtre de Gregor, tout sera déballé dans la presse. Ça va remuer la boue… Les éclaboussures vont faire mal.

— Cela fait presque quinze ans qu'un cancer la ronge, elle n'a plus rien à perdre. Elle aussi est prête.

La phrase de Nathan me revint. Elle pouvait s'appliquer à n'importe qui. Revisiter le passé, regarder ses blessures, nettoyer les zones d'ombre, et rompre le lien avec les erreurs des anciens permettait d'éviter la maladie et la mort. Je songeai à tout ce que ça impliquait pour Valentin et je n'en revenais pas. Aurais-je eu le même courage ? Il allait perdre son boulot pour que l'un des coupables de l'assassinat de notre père finisse ses jours en prison. D'une certaine manière, sa mère avait déjà payé. Ce que lui avait fait endurer Gregor… Sa culpabilité d'avoir amené la pire des engeances au cœur de son foyer… Et puis c'était grâce à ses confidences que les abus sexuels de l'oncle de Valentin étaient encore condamnables.

— Je vais témoigner. Pour les années qu'il t'a volées avec ton père, pour celles dont il m'a privé, et pour tout ce qu'il a détruit en moi. Oui, je vais le faire pour moi avant tout. Officiellement il va tomber en tant que pédophile, mais on va s'arranger pour qu'il mange gros. Il paiera double. D'une certaine manière, quelqu'un va payer pour la mort de notre père. Toi et moi, il est temps que nous fassions la paix.

Nous nous serrâmes dans les bras l'un de l'autre. Je n'avais plus de doutes. Valentin était plus qu'un ami, plus qu'un demi-frère. Par cette confidence et le sacrifice de son métier, il devenait un frère à part entière.

31

Le scoop

C'est empli d'une nouvelle énergie et après une nuit sans rêves que je me rendis au rendez-vous fixé par Honfleur avec la journaliste scientifique. J'avalais mon second croissant lorsque mon portable sonna. Christian ! Il avait certainement changé d'avis et allait nous rejoindre à l'Isileko.

Je me trompais. Mon binôme gloussait en me relatant les péripéties rencontrées par Bertrand Mauroy. Il s'était rendu chez les Josselain pour récupérer Jean-Luc. Le berger australien, totalement réticent, mimait le sommeil profond dès qu'il tentait de lui passer la laisse autour du cou. Finalement, le lieutenant avait renoncé. Dépité, il avait contacté Filipo qui s'y était collé.

— Non seulement il est incapable de garder un chien, mais il n'est pas plus doué pour le récupérer. Il devrait se lancer dans l'élevage de mouches à merde, il paraît que ça réussit mieux aux trous du cul…, ajouta-t-il en s'esclaffant d'une voix pâteuse.

— Dis donc, au lieu de perdre du temps à me raconter ça, je préférerais que tu sois ici avec nous. La journaliste arrive dans dix minutes. Prends ta moto, et tu seras là avant qu'on ait pris notre café.

— Tu rigoles, j'ai fini ma partie il y a une heure à peine. Je ne suis pas en état, je vais me coucher. Je t'appelais juste pour te faire marrer.

— Ben y a rien qui me fait marrer. Ni Mauroy ni le fait que tu sois absent.

— Putain, ça fait deux ans que tu t'acharnes sur le lieutenant et le jour où je joue ton jeu ce n'est plus drôle. Faut suivre ! Quant à la fille, je te rappelle qu'aujourd'hui on est en récup'. Quand c'est brûlant, on n'est pas du genre à finir à dix-neuf heures, et vu le nombre de fois où on y passe nos nuits, je me sens clean. Alors j'ai pas de comptes à te rendre !

Et il raccrocha. Il fallait que je me calme. Le fait de balayer devant ma porte sur le plan personnel me donnait envie de bousculer tous ceux qui, à mon sens, perdaient leur temps ou leur énergie dans une voie sans issue. Mais on ne pouvait vouloir le bonheur des autres à leur place. Chaque rythme se respectait.

J'interrompis mes pensées lorsqu'une femme d'une quarantaine d'années entra dans le bistrot en pointant le nez, l'air de chercher quelqu'un. Honfleur la remarqua également. Il me lança un coup de coude dans les côtes et se leva en souriant.

— Marion Pons ?

— C'est moi. Et vous êtes Marc Honfleur, j'imagine…

— Oui et voici le major Yoann Clivel. Enchanté et merci d'être venue jusqu'à nous.

Un chemisier bleu nuit, une peau très blanche et une coupe au carré de cheveux très blonds… On eût dit une fille du Nord.

— Vous prenez des notes ou vous enregistrez ? demanda-t-elle sans se formaliser.

Je brandis sous ses yeux mon appareil et elle enchaîna.

— Nickel, on ira plus vite.

Cette fille était un cheval de course lancé au galop.

Elle nous proposa de commencer par un portait de la « bête » (ce fut en ces termes qu'elle évoqua Roger Bural) puis de continuer par le détail de ses nuisances. Le ton était donné.

— C'était pas le grand amour, on dirait.

— C'est sûr. Mais le type est mort trop tôt. Il n'a jamais eu à répondre de ses actes devant la justice et je le regrette amèrement. Celui qui l'a tué a empêché les centaines de victimes de recevoir réparation. Même si aucune somme d'argent ne remplace une vie, je ne suis pas sûre que les plaignants aient trouvé la paix avec la disparition de Roger Bural.

D'après elle, le patron du laboratoire était une tête de lard, un être obstiné, colérique et manipulateur. Un profiteur sans scrupules. Il aurait dû être mis en examen pour tromperie, blessures et homicides involontaires. Son premier manquement à la déontologie concernait des magouilles autour de la vente de médicaments sur le territoire français. En fait, le groupe déployait une énergie hors du commun pour séduire les autorités sanitaires qui accordaient le remboursement des médicaments par la Sécurité sociale.

— Ils obtenaient toutes les autorisations, bien mieux que les autres labos. Ça a attiré mon attention. Les acceptations de mise sur le marché étaient plus rapides et leurs médicaments mieux remboursés. Or il faut que vous réalisiez qu'un remboursement par la sécu de 60 % au lieu de 24 %, ça change tout. Pour un labo pharmaceutique, c'est une manne. Lorsqu'il a le choix entre deux médicaments, le consommateur va prendre celui qui lui coûte le moins cher. Roger Bural savait y faire. Il commençait par proposer aux décisionnaires une enveloppe bien garnie. Et si le type n'était pas corruptible, il cherchait dans son passé une casserole et le tenait par les couilles.

— Vous êtes en train de nous dire que tout est bidon ?

— Vous allez comprendre. L'Agence française de sécurité du médicament et des produits de santé, l'AFSSAPS, a pour mission d'évaluer le bénéfice et le risque d'un médicament à partir d'études réalisées par les industriels qui conçoivent ce médicament. Quand ça fait dix ans que votre staff cherche un nouveau remède, vous n'allez pas vous autotorpiller en présentant des études catastrophiques… Du coup, cette structure a autorisé la commercialisation de près de deux mille molécules en quarante ans, sous le nom de quatre mille cinq cents marques différentes, souvent sans autre logique que celle du profit. Cette entreprise, missionnée par l'État, devrait faire autorité mais elle subit l'influence de l'industrie du médicament. Vous comprenez bien que le pas de vis est faussé. Il faudrait que des circuits indépendants fassent ces analyses. Ce point crucial met l'accent sur les conflits d'intérêts qui existent entre experts et industriels, depuis toujours.

— C'est rassurant !

— Pour Roger Bural, un autre moyen d'obtenir ces autorisations plus rapidement était de solliciter un décisionnaire pour un tout autre domaine que le médicament en question et de très bien le rémunérer pour un travail bien spécifique : arranger les données ou ne pas prendre en considération les mauvais résultats. Sa motivation devenait ainsi proportionnelle au montant du salaire qu'il touchait en plus de celui que les pouvoirs publics lui octroyaient.

— Juste pour du fric ?

— Oui. Avec l'argent qu'il a touché, il a pu acheter une maison. Il faut bien continuer à payer les traites… On appelle ça du *ghost lobbying*. Si on cherche des liens, à première vue, il n'y en a pas.

Honfleur prenait des notes sans rien dire. Marion poursuivit son exposé.

— Il faut une sacrée dose de conscience professionnelle pour ne pas craquer devant le chant des sirènes. Les sommes en jeu sont beaucoup trop importantes. Certains laboratoires tiennent bon. Ils sont peu nombreux, mais ils existent. Roger Bural n'a jamais hésité. Il a depuis bien longtemps vendu son âme au diable. Car je ne vous ai pas raconté le plus beau.

Ce qu'elle avait mis au jour dépassait l'entendement : une manipulation de l'opinion publique et du corps médical avec pour toile de fond des enjeux liés au diabète. Un énorme scandale du genre « sang contaminé » ou « Mediator ».

Le laboratoire qui concevait des médicaments et des instruments (seringues, tests de glycémie...) pour gérer le diabète confiait à une agence de communication le soin de mener une « enquête ». L'agence se tournait alors vers des pharmaciens de toute la France pour leur proposer d'être les relais de cette enquête. Ces derniers devaient solliciter tous les patients atteints de diabète de type 2 (une pathologie dépendant de l'hygiène de vie et de l'alimentation qui survient généralement après cinquante ans et représente 85 % des cas de diabète) en leur soumettant un questionnaire dont le prétexte était de vérifier si leur traitement actuel assurait une bonne prise en charge de leur maladie. Le problème, c'est que le contenu de ce questionnaire n'avait rien de scientifique. Il demandait par exemple : « Est-ce que vous avez pris du poids depuis les trois dernières années ? » ou bien : « Faites-vous un régime ? » Puis le pharmacien devait récupérer les coordonnées du médecin traitant. Pour chaque document rempli, le pharmacien touchait quinze euros. Ces données collectées étaient ensuite récupérées par l'agence qui se chargeait de contacter les médecins des patients « à risque ». Chaque médecin était à son tour rémunéré trois cents euros s'il faisait remplir un questionnaire à trois patients diabétiques de type 2.

— Et c'est quoi, l'enjeu du labo ?

— Il y a de grandes chances qu'ils aient mis au point un nouveau médicament et qu'ils souhaitent inciter les médecins à le prescrire. Les toubibs sont manipulés, les pharmaciens aussi, mais ceux qui trinquent, ce sont les patients. Ils ne soupçonnent pas une seconde que l'ensemble du corps médical touche une rémunération sur leur dos, simplement pour faire du placement de produit. Car il faut que vous compreniez une chose : lorsqu'on est diabétique, on a un traitement à vie. Au début, une molécule suffit. Lorsque ça ne marche plus, on y associe une deuxième, puis une troisième, jusqu'au moment où les injections d'insuline deviennent indispensables… Pour un labo, c'est une manne !

— Incroyable…

— Je n'en ai pas la preuve, mais j'ose espérer qu'ils ne vont pas jusqu'à modifier les traitements alors que les patients n'en auraient pas forcément besoin.

— Ils sont nombreux à entrer dans la magouille ?

— Certains ne sont pas dupes, mais d'autres se laissent tenter. Les pharmaciens et les médecins, dont les métiers sont de conseiller et de tenter de guérir leurs patients, doivent-ils recevoir une rétribution pour favoriser un médicament plutôt qu'un autre ? Il y a un vrai conflit d'intérêts. Quand on connaît les répercussions du diabète sur la vie d'un patient et sur le trou de la sécu… Pourquoi ne met-on pas en place de vrais programmes d'information et d'accompagnement ? C'est la question que je me pose.

— C'est quoi, au juste, le diabète ?

— Trop de sucre dans le sang. L'insuline fabriquée par le pancréas n'arrive plus à réguler le taux de glycémie. Les conséquences sont multiples : malaises, mauvaise circulation sanguine, détérioration des capillaires qui, à terme, entraîne des problèmes de vue, touche les reins, le cœur et le cerveau. Le coma et la mort représentent les derniers stades.

Avec tout le sucre que j'ingérais à longueur de journée, j'allais droit à l'échafaud.

— Qu'est-ce qu'il faut faire ?

— Ceux qui sont atteints de diabète de type 2 – pour simplifier, c'est celui qu'on attrape à n'importe quel âge – peuvent se stabiliser via un régime alimentaire équilibré associé à une activité physique. Pas besoin de courir un marathon, un peu de marche ou de jardinage suffit. En attendant, les enjeux sont énormes. Les personnes touchées par le diabète représentent 347 millions de malades dans le monde et leur nombre augmente chaque année !

— En s'associant avec cette agence de communication, le laboratoire a donc réussi à prescrire son nouveau médicament à une population qui s'accroît de jour en jour…

— Une somme colossale… remboursée par qui ? La Sécurité sociale.

— Une sorte de Graal !

— Du coup, cette pratique mise au point par ce laboratoire en a inspiré de nombreux autres. Le jour où les autorités vont se réveiller et ouvrir les yeux, des têtes vont tomber.

— Pourquoi votre article n'a-t-il pas fait plus de bruit que ça ? demanda Honfleur.

— D'abord parce qu'il a été diffusé dans un magazine scientifique qui ne touche qu'un public restreint. Mais je ne désespère pas. C'est comme un tsunami. Juste avant la plus grosse déferlante, la mer se calme et le vent tombe. Puis les oiseaux s'envolent, les poissons se cachent, les éléphants s'éloignent dans la forêt. Quand les hommes comprennent, il est trop tard. Nous en sommes là. Juste avant que la vague ne s'écrase et ne fasse la une des journaux du monde entier. Deux hommes clefs de cette histoire viennent de décéder et en dehors de la police, du laboratoire, de l'agence de com et de moi-même, personne n'est au courant. Seuls ceux qui connaissent les liens entre les deux sociétés ont fait le rapprochement, insista-t-elle. Dès que ça se saura, les médias vont se déchaîner. Je vous assure qu'on va en entendre parler.

Toute cette histoire éclairait les zones d'ombre de notre affaire. Labo, agence de com, pharmacien… Nos trois victimes étaient parties prenantes d'un scandale sanitaire lié au diabète. Le fait que le meurtrier les ait choisies et qu'il ait déposé des aliments sucrés dans leur bouche laissait penser qu'il ne tolérait pas cette magouille. Était-il un patient victime de ces pratiques ? Un autre laboratoire ou une agence concurrente qui voulait mettre fin à leur manne ? Trop tôt pour le dire, mais nous avancions. Il restait un point sur lequel elle pouvait encore nous aider.

— Il y a des choses confidentielles dont on doit vous parler. Est-ce que vous pouvez nous assurer que vous les garderez pour vous, pour le moment ?

— Je viens de vous donner le résultat de plus de deux ans de recherches sur le labo de Bural et vous vous demandez si vous pouvez me faire confiance ?

Je souris. Elle avait le tempérament des femmes que j'admirais profondément.

— Ce que je veux dire, c'est que vous êtes journaliste. J'ai besoin d'être sûr que vous ne proposerez pas de nouvel article évoquant la discussion d'aujourd'hui.

— Il faut que vous compreniez une chose : en misant sur le plan scientifique, mes articles sont restés confidentiels. Aujourd'hui j'ai compris que les scandales n'éclatent que lorsqu'on a du graveleux. Ces meurtres vont donner un incroyable éclairage à toute l'affaire. Je vais proposer l'article à *Paris Match*, c'est ma dernière chance de faire éclater ce scandale.

— Je comprends, mais pour l'instant, je vous demande de ne pas bouger le petit doigt.

— Jusqu'à quand ?

— Le jour où on mettra la main sur le coupable, vous aurez l'information en premier. Entendu comme ça ?

— Et vous croyez que vous allez le trouver ?

— Grâce à vous, on a une chance, ajouta Honfleur.

— Marché conclu, répliqua-t-elle.

Jusqu'à présent, en dehors de la PJ, personne n'avait fait le rapprochement entre la mort du pharmacien et celles de Roger Bural et Jules Mica. Les journalistes ne devaient surtout pas relayer cette information : le tueur devait continuer à ignorer que nous étions sur ses traces.

— Il n'y a pas deux personnes assassinées de la même manière, mais trois. Bural, le patron du labo, Mica, le directeur de l'agence de communication, et un pharmacien.

Elle siffla de surprise.

— Un serial killer…

— Oui. Si vous étiez à la place du meurtrier, qui serait le prochain sur la liste ?

Elle répondit en riant.

— Je lui remettrais une coupe ! Je plaisante. La liste est longue. Votre meurtrier a du pain sur la planche. D'autres pharmaciens, tout un tas de médecins, les chercheurs qui ont modifié les résultats de l'étude pour l'AFSSAPS, le type chez eux qui a validé le médicament, ceux qui ont réalisé le questionnaire bidon… Ils sont nombreux à ne pas s'être posé de questions quant aux conséquences de leurs actes, en échange d'un chèque ou de l'illusion d'une vie meilleure. Je n'aimerais pas être à leur place. Leur conscience risque de peser lourd à la fin de leur vie. C'est terrifiant, mais d'une certaine manière, votre criminel leur a rendu service. De bourreaux, ils sont devenus victimes.

32

L'étau se resserre

— Qu'est-ce que tu en penses ? demandai-je à Honfleur une fois qu'elle fut partie.

— On aurait dû l'interroger pour savoir où elle se trouvait au moment des trois meurtres. Elle sait tout, elle a la rage et elle n'était pas vraiment étonnée quand tu lui as parlé du pharmacien.

— Le poignard est une affaire d'hommes. On a rarement vu des femmes…

— Certaines en sont capables. Je n'ai pas aimé quand elle a dit : « Il leur a rendu service, de bourreaux, ils sont devenus victimes. » Si ce n'est pas elle, peut-être qu'elle connaît le type en question. C'est son petit ami ou…

— Elle n'aurait pas accepté de nous parler. D'une certaine manière, elle attire notre attention sur elle.

— Tu sais bien qu'une des motivations récurrentes des serial killers est d'atteindre la notoriété, de créer des contacts avec la police ou de se faire prendre.

— Non, Marc. Il est évident que ce n'est pas elle. Mais là où je te rejoins, c'est que notre criminel a choisi pour victimes les personnes qui sont citées dans son papier. Son article n'a pas fait de bruit mais il a bien dû avoir quelques centaines de lecteurs.

— C'est peut-être un de ses proches. On la fait suivre ?

— On n'a pas assez de collègues à mobiliser pour ça. On la met sur écoute et on examine de près son entourage.

J'ouvris mon carnet sur une page blanche.

— Oublions cette fille et considérons seulement ce qu'elle nous a dit. Qu'est-ce que ça implique sur le plan de l'enquête ?

— Jus d'orange, confiture de mûres, sucre… chaque substance retrouvée dans la bouche des victimes a un lien avec le sucre, qui s'avère être l'aliment en cause dans le diabète. Peut-être que notre criminel est atteint de diabète ?

— Ou quelqu'un de sa famille… Regarde comment il tue. Ce type a la haine. Et puis la rose… *Sweet* est une référence au sucre, *Love*, à l'amour. Et s'il avait perdu sa femme à cause de toutes ces magouilles ?…

— Ça me parle, ajouta Honfleur en le notant. On a quelqu'un qui est atteint de diabète, qui est mort ou qui va mourir, ou qui est dans le coma… et le meurtrier est un proche qui ne le supporte pas. Un père, un fils ou un mari.

— Exactement. On connaît maintenant les liens qui existent entre le labo, l'agence et le pharmacien.

Ils sont tous, à différents niveaux, impliqués dans une arnaque autour des traitements du diabète. Le labo a créé le médicament, l'agence a permis sa valorisation et le pharmacien a fait remplir le questionnaire bidon. Regarde l'ordre dans lequel il les a éliminés. Le pharmacien est notre première victime et il ne l'a certainement pas choisi par hasard. Pourquoi lui, parmi tous ses confrères ? Parce qu'il n'est pas seulement impliqué, il a fait quelque chose en plus. Ce type a fait remplir le questionnaire au meurtrier ou à un de ses proches. Et ça signifie quoi ?

— Que notre criminel habite près de Lyon ou peut-être même à Bruneville.

— Voilà. Il tue les deux autres parce qu'il est au courant de l'arnaque. Comment fait-il pour savoir ça ? Soit il est journaliste, soit il a lu les articles.

— Soit il appartient au labo ou à l'agence de com ?… Le diabète de sa femme ou de quelqu'un de sa famille lui a ouvert les yeux, proposa Honfleur.

— Oui. Mais à cause du pharmacien de Bruneville, on cherche quelqu'un qui vit dans les environs de Lyon. Alors il y a peu de chances qu'il bosse à Paris.

— C'est vrai.

Je ne cessais de repenser au schéma d'implication des différents acteurs de cette magouille. De toutes les professions incriminées par la journaliste, une semblait avoir été oubliée par le criminel : le médecin. À moins que l'un d'entre eux ait déjà connu le même sort funeste et que nous soyons passés à côté ? Je craignais que les informations relatives à des meurtres semblables n'aient pas été rentrées correctement dans nos fichiers informatiques. La rose, qui n'avait pas été spécifiée dans l'affaire de Jules Mica, en était la meilleure preuve.

— Tu sais, Marc, si on s'en tient à la logique de notre raisonnement, un médecin de la banlieue lyonnaise aurait dû être tué au même titre que le pharmacien.

— C'est clair.

— On va mener des investigations sur deux niveaux. D'abord on va chercher sur les quinze derniers mois si un médecin lyonnais est mort dans des circonstances étranges. Ensuite on va interroger les collègues de notre pharmacien de Bruneville et leur demander de nous confier la liste de tous les questionnaires qu'il a fait remplir. Le proche du meurtrier s'y trouve forcément.

33

La juge

Christian se sentait pitoyable. Il m'avait appelé dimanche après-midi pour que je lui relate notre rencontre avec la journaliste scientifique. Une attitude inédite en quinze années de collaboration. J'octroyais ce sursaut d'intérêt au fait qu'Honfleur m'avait accompagné. Il devait se rendre compte de la complicité qui nous liait chaque jour un peu plus et peut-être craignait-il un désaveu de ma part. J'avoue en avoir profité pour en rajouter un peu quant aux réflexions opportunes de notre jeune collègue.

— Il ne dit pas grand-chose mais il bosse. Il comprend tout, il suit ses intuitions… Un mec vraiment brillant.

— Tu es lourd, Yoann. Je me rattraperai demain, tu le sais bien.

Je m'esclaffai. Ni lui ni moi n'étions dupes de son fayotage ni de l'exubérance de mes propos.

— À lundi, mon vieux, répondis-je.

— Ouais, à plus.

Lorsque j'arrivai au troisième DPJ le lendemain matin, Christian semblait être présent depuis un moment. Je me gardai de faire un commentaire au sujet de son arrivée matinale.

Téléphone en main, il prenait des notes. Sa petite boîte d'allumettes trônait sur le bureau, signe que les bestioles avaient été remplacées. Pour éviter des angoisses inutiles, je refusai de céder à la curiosité de vérifier si les cloportes se pavanaient ou s'ils faisaient le dos rond.

Deux mauvaises nouvelles nous attendaient au sujet des clients de la pharmacie de Bruneville. Un appel me permit d'estimer le nombre d'acheteurs de médicaments occasionnels et réguliers à plus de quatre mille. Le noyau des clients fidèles représentait neuf cents personnes environ. Beaucoup trop pour resserrer notre étau. Par ailleurs, tous les collègues du pharmacien réfutaient l'existence d'un questionnaire lié au diabète. Ils n'avaient certainement pas la conscience tranquille. L'ennui, c'est qu'ils nous empêchaient de confondre le criminel. Seule une perquisition mandatée par la juge nous permettrait d'y voir clair… à condition que toutes les preuves n'aient pas été détruites entretemps.

Alors que je tapais mon compte rendu à l'attention de la juge, Christian se pointa devant moi, une clope éteinte au bec et l'air satisfait.

— Je crois que je tiens quelque chose…

Je levai les sourcils.

— Je me suis concentré sur le cadavre du médecin qui nous manquait pour coller à la cohérence de notre théorie. Et je pense que j'ai trouvé notre macchabée.

Je me refusai à tout commentaire hâtif. Les bonnes nouvelles de Christian présentaient souvent la consistance de la barbe à papa. Très peu de matière… entourée d'air.

Serge Moutaffa, un médecin généraliste, était décédé six mois plus tôt en région lyonnaise, à deux kilomètres de Bruneville. Sa femme avait donné l'alerte suite à sa disparition. Il avait été retrouvé au fond du puits de sa maison le lendemain. On avait d'abord cru à un suicide par noyade, mais l'autopsie avait révélé une absence d'eau dans ses poumons. Cela signifiait qu'il était déjà mort avant qu'on ne le pousse pardessus le muret.

— Et de quoi il a clamsé alors ?

— D'une crise cardiaque.

— Quel rapport avec notre affaire ?

— Le médecin légiste a également décelé des traces de liens autour de ses mains et de ses chevilles. D'après lui, le criminel a immobilisé le toubib avec des attaches de type Serflex. Le gars serait mort suite à une très grande peur. Il avait déjà eu deux infarctus, la crise cardiaque a suivi. Alors notre gars l'a détaché avant de le jeter dans le puits pour faire croire à un suicide.

— Et tu le relies à notre affaire, juste parce qu'il a été maintenu avec des liens aux chevilles ?

— Pas seulement. Serflex, médecin, deux kilomètres de Bruneville. Pour moi ça colle parfaitement.

— Ouais.

— En fait, notre homme ne cherche pas seulement à tuer. Il veut pouvoir revendiquer ses crimes. Le médecin meurt, ça ne sert à rien qu'il le poignarde, donc il s'en débarrasse. Pas de fleur, pas de sucre, rien. Sa mise en scène n'a plus aucun intérêt. Et tu vois, c'est là qu'on a un vrai serial killer. Quand le rituel devient aussi important que le crime en lui-même.

— Putain, chapeau, mon vieux.

Ce nouveau meurtre était d'une importance capitale. Nous allions pouvoir déterminer les patients communs à ce médecin et aux clients de la pharmacie. De quoi réduire considérablement la liste.

— Malgré tout, il y a un truc qui est bizarre, ajouta Christian.

— Quoi ?

— La mort du toubib remonte à un peu plus de six mois, c'est-à-dire sept jours seulement avant celle du pharmacien.

— Et alors ?

— On a trois mois entre l'affaire Bural et celle de Jules Mica, et on pensait que c'était le temps qu'il lui fallait pour surveiller ses cibles… Mais en fait il lui en faut beaucoup moins.

— Il a pu les suivre il y a longtemps.

— Sur Lyon et sur Paris ? En même temps ?

— Bon. On a deux macchab' en Île-de-France, deux autres en région lyonnaise. S'il les a suivis, ça l'a obligé à beaucoup bouger et à y passer tout son temps. Genre il ne bosse pas, il n'a pas de vie de famille. Par ailleurs, on a un parano. Roger Bural se cache. Personne ne sait qu'il a une maîtresse. La vidéo du parking prouve que notre criminel est arrivé quarante minutes après lui. A priori, il ne le suivait pas. C'est comme s'il arrivait à gérer l'emploi du temps de toutes ces personnes en temps réel, à distance. Mais au fait, les collègues nous ont transmis les analyses des voitures et des habitations de nos trois défunts ?

Marc Honfleur nous fit sursauter en faisant claquer une liasse de papiers sur ma table. Nous ne l'avions pas vu arriver.

— Non mais ça va pas ? Tu veux nous faire crever de peur ou quoi ? hurla Christian.

Le jeune Honfleur resta interdit. Je pris la parole.

— Christian, fais pas chier…

— C'est flippant. Tu ne peux pas faire un peu de bruit comme tout le monde ?

— Excuse-moi, répondit Honfleur.

Mon binôme nous faisait une petite crise de jalousie.

— C'est le résultat des recherches de caméras et de micros chez les victimes de Serial Sugar, précisa Honfleur en posant sa main sur les documents qu'il venait d'apporter.

— Justement, on en parlait. Qu'est-ce que ça donne ?

— Rien. Aucun système d'enregistrement vidéo, ni Wi-Fi, ni radio. Pas le moindre micro.

— Les bâtiments en vis-à-vis ont été inspectés ?

— Que dalle en face. Un parking pour le gars d'Ury, un lac pour le pharmacien et des bureaux vides pour Roger Bural.

— Bon sang, comment fait-il pour rendre la vie de ces gens aussi transparente ?

Après avoir fait un point avec le commissaire Filipo, il me restait à solliciter la juge pour demander la mise sur écoute de la journaliste ainsi que la perquisition des bureaux du médecin de Bruneville et ceux de la pharmacie. En l'état de l'enquête, ces procédures n'avaient rien d'exceptionnel. J'avais d'ailleurs déjà lancé les écoutes dès le matin, dans la mesure où l'obtention de la requête officielle ne représentait qu'une formalité.

Je décidai d'appeler Emma.

— Je te prépare tout ça. Tu passes me voir demain au Palais de justice ? proposa-t-elle.

— Nickel, merci.

Le soir même, j'obtins le résultat des premières écoutes des communications de la journaliste. Les collègues avaient noté l'essentiel. Il n'y avait pas grand-chose en dehors d'une communication banale avec sa mère concernant un chien abandonné, un rendez-vous à la salle de gym avec une collègue et la perspective d'un week-end en Normandie avec, semblait-il, sa meilleure amie. Elle avait achevé sa discussion avec cette dernière en lui expliquant qu'elle avait des vues sur un type rencontré lors d'un cocktail. Elle n'avait pas mentionné les enjeux de son article ni évoqué les meurtres ou le scandale sanitaire à venir.

Ce compte rendu avait le mérite de me rassurer. Marion Pons ne couvrait pas de petit ami qui aurait pu être Serial Sugar. Par ailleurs, elle tenait sa promesse concernant ses écrits. Je ne croyais pas à cette piste.

— On laisse tomber la surveillance téléphonique, leur dis-je.

Le lendemain matin, je me présentai face à Emma Singer, totalement déterminé. Nous allions stopper toute relation équivoque et nous en tenir à l'aspect professionnel. Il avait fallu que nous rompions avec Alisha pour que je trouve la force d'être clair avec mon ex ! J'attendis néanmoins de passer en revue l'administratif en cours avant d'aborder le sujet.

— Quand est-ce que tu veux faire ta perquise ?

— Le plus vite possible.

— D'après les documents que Christian m'a transmis, un confrère a repris la patientèle du médecin qui a été tué. On est donc à nouveau chez un toubib, il faut que je prévienne l'ordre des médecins pour qu'un représentant t'accompagne. Je te rappelle que c'est une profession protégée.

— Plus on attend et plus on prend le risque qu'à la pharmacie ils se débarrassent de toute la paperasse compromettante. Il est urgent que nous croisions la liste des malades du diabète de ce médecin avec la liste de ceux qui ont rempli le questionnaire du pharmacien. Notre meurtrier a quelqu'un de sa famille qui appartient à ces deux listes.

— OK. C'est à Lyon ?

— À côté, à Bruneville.

— Il te faut le temps d'y aller… C'est à deux heures en train. Demain quatorze heures ?

— Dix heures. On part à six du mat', on est là-bas à huit. On récupère notre chaperon à neuf, en prenant de la marge, à dix heures on est opérationnels.

— Et si je n'ai pas le temps de les prévenir ? Laisse-moi la matinée de demain en plus.

— Emma, tu as toute la journée pour joindre l'ordre des médecins. Tu sais à quoi ça tient, parfois.

Elle pencha la tête de côté et conclut :

— Entendu.

— Génial, merci.

Sans lui laisser le temps de respirer, j'en vins directement au sujet douloureux.

— On n'en a pas reparlé, mais concernant toi et moi, c'est terminé. Enfin, disons que ça n'a pas commencé. Il ne s'est pas passé grand-chose, on est d'accord ?

Elle ouvrait grand les yeux.

— Je me suis égaré. En fait, je vis en couple.

Elle marqua un temps d'arrêt de quelques secondes et je vis ses mâchoires se serrer.

— Bien sûr.

Un soulagement. Elle n'était pas en colère.

Elle me regarda de haut en bas en hochant la tête.

— Un pauvre type dans toute sa splendeur. C'est affligeant.

Elle posa sa main gauche sur son front.

— Il faut croire que la première fois ne m'a pas vaccinée. Je pensais que tu avais évolué et qu'on pouvait envisager les choses un peu plus sérieusement, toi et moi.

— Comment tu as pu imaginer une chose pareille ? On a juste tiré un coup ! dis-je le plus doucement possible.

— Magnifique ! Et tu estimes que tu peux t'en sortir comme ça ? Tirer ton coup comme tu dis, obtenir l'enquête et puis salut !

— On ne peut pas dire que…

— Je pourrais te retirer l'affaire et la confier à la Crim'.

— Dis pas n'importe quoi. T'as pas saisi la Crim' au début, c'est pas pour la leur donner maintenant qu'on a plein d'éléments ! On a fait tout le boulot et tu voudrais nous l'enlever… Tu passerais pour une dingue.

— Ton attitude me donne envie de passer pour une dingue, dit-elle très calmement, en se penchant vers moi.

— Emma, dis-je d'une voix douce. Je comprends que tu souhaites avoir le dernier mot, mais…

— Il ne s'agit pas de ça !

— Écoute. Je n'ai pas l'impression de t'avoir forcé la main. Et si tu es honnête, tu admettras que c'est toi qui m'as cherché. Nous étions deux adultes pleinement consentants. Je ne t'ai pas menée en bateau, je ne t'ai pas fait de promesse, il n'a jamais été question d'amour et d'ailleurs je ne sais rien de ta vie ! Je suis un pauvre mec avec des hormones d'un gamin de seize ans et la seule personne qui soit en droit de m'en vouloir et de me juger, c'est la femme avec qui je vis depuis deux ans. Toi et moi, c'est du passé. Je crois que t'en as rien à foutre de moi. C'est juste ta fierté qui a la haine.

Sa bouche tremblait très légèrement.

— Je me sens tellement humiliée. Tu sais, je donne l'impression d'être forte, de tout assumer, mais je suis une vraie gamine. Tu ne vas pas me croire, mais entre toi et moi, j'y croyais à nouveau.

— J'ai pas été cool, je t'ai laissée dans le flou. Je me suis comporté comme une merde. Je comprends que tu aies envie de réagir comme ça. Mais ne pénalise pas l'enquête juste parce que j'ai été un vrai con.

— Ça me fait plaisir que tu dises ça, c'est tellement juste, ajouta-t-elle avec un petit sourire. Un gros con, même.

— On n'est plus fâchés ? demandai-je en lui touchant le bout des doigts.

— Non, on reste bons amis.

— Merci Emma.

— C'est sûr que c'est moins exotique qu'Alisha.

J'étais stupéfait.

— Comment tu sais son nom ?

— Je t'ai fait suivre. Je sais, c'est pas glorieux.

— Putain, le motard !

— Oui. Allez, on oublie tout ?

— T'es vraiment folle !

— Yoann, c'est bon.

Elle prit une grande respiration avant de continuer.

— Pour l'enquête… j'ai des pressions de la PJ et des magistrats plusieurs fois par jour. C'est devenu très gros, notre affaire. Il faut que tu fasses vite parce que je ne sais pas combien de jours je tiendrai avant qu'ils ne m'encouragent fermement à la confier à la Crim'.

*

* *

Dès que Yoann fut parti, Emma Singer saisit un papier sur lequel étaient notés le nom d'Alisha et son numéro de téléphone fixe. Elle le tint quelques secondes devant elle d'un air songeur, avant de le jeter à la poubelle.

34

Une aide inattendue

Nathan, assis sur son lit, croisait les bras en faisant la grimace. Sa mère entra avec une pile de vêtements et la posa sur sa table de chevet.

— Allons bon, qu'est-ce qui se passe ? dit-elle en voyant la mine déconfite de son fils.

— J'en ai marre !

— Journée boudin, journée chagrin…

— N'importe quoi ! C'est « araignée du matin, chagrin ».

Le gamin esquissa un petit sourire en disant ces mots, mais il se ressaisit aussitôt pour éviter que sa mère ne le voie.

— Aujourd'hui on est mercredi, on a la journée pour s'amuser et ne pas se prendre la tête, alors arrête de râler.

— Oui, mais j'en ai marre.

— Si tu ne me dis pas pourquoi tu es dans cet état, je ne peux pas t'aider.

— Je veux qu'on retourne dans notre maison. Dans celle de papi Derrone, y a pas mes jouets.

— Nathan, il y a deux cents mètres entre les deux maisons. Si tu as besoin de quelque chose, tu vas le chercher et tu reviens. C'est pas compliqué.

Simplement vêtu de son pyjama, l'enfant partit en courant, pieds nus. L'herbe saupoudrée de rosée lui chatouillait les chevilles. Il fit un petit détour en passant devant l'euphorbe où se cachait Viviane, l'épeire diadème, et se baissa pour chercher son amie. Deux pattes velues sortirent aussitôt de la toile. « Viviane du matin, c'est la fin du chagrin », claironna-t-il en riant de plus belle. Une fois devant leur porte, il réalisa qu'il avait oublié la clef. Il savait où sa mère rangeait le double du trousseau. Dans la serre aux citronniers, là où reposaient les abeilles les plus fragiles. Il s'approcha de la ruche d'où sortaient les hyménoptères avides de nectar qu'offraient les fleurs de printemps. « Bonjour les filles, bougez pas, je prends juste la clef de la maison », dit-il avant de s'accroupir. Il rampa et tendit la main sous la hausse. Une abeille se posa sur son bras lorsqu'il se releva. « Bonjour Lucie. J'ai pas trop de nourriture sur moi, mais quand j'aurai mangé de la confiture, je reviendrai pour t'en donner un peu. » L'abeille s'envola.

Depuis que sa mère lui avait expliqué que Lucie signifiait « lumière » en latin et que le miel était le soleil de la Terre, l'enfant avait décrété que toutes les abeilles méritaient ce prénom.

Nathan allait glisser la clef dans le pêne de la porte d'entrée lorsqu'il s'interrompit. Il tourna son visage vers les platanes qui longeaient le chemin, hésita un moment avant de se décider. Il ouvrit la porte sans un bruit, partit à la cuisine, enfila ses bottes sans mettre de chaussettes et ressortit aussitôt. Il courut à moitié courbé en se cachant derrière les buissons. Arrivé à côté de la boîte aux lettres, il se dissimula derrière l'épais feuillage d'une rangée de forsythias et attendit. Quelques secondes plus tard, une voiture approcha et stationna à quelques mètres de l'endroit où se trouvait Nathan. L'enfant sourit en silence en constatant qu'il s'agissait de Yoann. Il ne s'était donc pas trompé.

Au même moment, Alisha tenait son téléphone portable dans la main et fixait le nom de Yoann en se demandant si leur relation méritait de reprendre. Il lui manquait vraiment. Jamais elle n'avait ressenti autant de complicité avec un homme. Pourquoi fallait-il qu'il soit aussi sauvage ? Le mariage, ce n'était pas la tombe, tout de même ! Son métier, son tempérament, ses conquêtes… elle avait voulu se rassurer. Ils s'entendaient si bien qu'elle était sûre qu'il accepterait. Une formalité. Le fait qu'il tergiverse et qu'il repousse sans arrêt la question l'avait déstabilisée. C'était devenu une obsession. Et voilà où ils en étaient.

Elle ferma son portable et l'ouvrit à nouveau. Son odeur lui manquait, sa voix, son humour, ses mains sur sa peau, sa présence rassurante. Et sa patience avec Nathan… Son fils aussi s'était attaché à lui.

Yoann s'avança doucement en courbant l'échine. Accroupi, il observa la maison en se demandant si Alisha était présente. Il voulait la rassurer, lui dire que le danger était écarté et qu'elle pouvait rentrer chez elle. Un texto aurait suffi mais c'était un prétexte pour la voir. Constatant que la porte d'entrée était ouverte, il sourit, persuadé que Nathan avait dû oublier de la fermer, laissant le froid s'engouffrer, comme à l'accoutumée. Un œil à la boîte aux lettres, elle était vide. Il prit son téléphone portable, déverrouilla le clavier et tapa le nom d'Alisha. Juste avant d'appuyer pour l'appeler, il s'interrogea. Il voulait la prévenir de son arrivée et peut-être même s'excuser. Il n'avait jamais été doué pour gérer les situations compliquées. Il devait trouver les mots. Leur relation ne pouvait s'arrêter là. Jamais il n'avait éprouvé autant d'amour pour une femme. Elle était la seule à l'avoir guéri de ses blessures d'abandon. Auprès d'elle, il n'avait plus besoin de personne. À ses côtés, pour la première fois de sa vie, il se sentait entier. Pourquoi ne le lui avait-il jamais dit ?

Il crut entendre des pas qui s'approchaient et se précipita vers l'allée de forsythias. Il étouffa un cri en découvrant Nathan qui l'observait sans bouger.

— Tu m'as fait peur ! Qu'est-ce que tu fais là en bottes et en pyjama ?

— Je t'attendais.

— Comment tu savais que j'allais venir ?

— C'est la voix dans ma tête.

— Ah ! Justement. C'est qui cette voix ?

— Pourquoi ? T'y crois, maintenant, aux esprits ?

— Un peu. Juste ce qu'il faut. En fait, j'ai pas trop le choix parce que je l'entends aussi. Je crois.

— Ben oui. On est pareils, toi et moi.

— Alors c'est qui ?

— On s'en fiche, non ?

— Ça me rassurerait de savoir qui c'est.

— Alors, c'est que t'y crois pas vraiment.

— T'en as parlé avec ton grand-père guérisseur ? Qu'est-ce qu'il dit, lui ?

— Que c'est les guides…

— Les guides ?

— C'est pas eux qu'empêchent de se tromper, même que des fois, y font exprès qu'on se trompe. Papi Derrone, il dit que c'est parce qu'on a un truc important à comprendre.

— Bon.

Et comme l'enfant frissonnait, Yoann ajouta :

— Nathan, la prochaine fois, tu mets un pull, OK ?

— Nathan ! s'écria Alisha. Où es-tu ?

Yoann posa son index sur sa bouche et chuchota :

— Tu ne dis rien, d'accord ?

Il était trop confus pour entamer une discussion. Il ne pouvait pas débarquer à l'improviste, il devait se préparer et revenir plus tard.

Le gamin lui fit un clin d'œil et partit en bondissant vers sa mère. Alisha, les bras croisés devant la porte ouverte, attendait qu'il arrive.

— Qu'est-ce que tu fais dehors en pyjama ! Mets un pull au moins…

Nathan fixa sa mère en hochant la tête, l'air exaspéré.

— C'est bon, j'ai compris, dit-il, bien qu'elle ne pût savoir que Yoann venait de lui dire la même chose.

L'enfant ouvrit le frigo, saisit un pot de confiture qui contenait la fin d'une marmelade de prunes, puis il fila auprès des abeilles.

— Je vous en ai laissé un peu mais pas trop, sinon vos pattes, elles vont s'engluer dedans et vous pourrez pas sortir. Ben oui, faut faire attention quand on fait un cadeau…, dit-il à la cantonade.

*

* *

Le représentant de l'ordre des médecins était un petit monsieur à barbiche, extrêmement aimable. Je craignais qu'il ne pose mille questions et nous retarde, mais il avait à cœur d'aller vite. La juge Emma Singer avait présenté les choses sous leur meilleur angle. Elle n'avait pas évoqué le scandale autour du diabète, encore moins les manipulations des pharmaciens et des médecins au profit du laboratoire pharmaceutique. On suspectait un homme d'avoir tué son médecin, Serge Moutaffa, ainsi que le pharmacien de Bruneville. Voilà tout.

Nous devions récupérer le listing informatique du docteur et ses remarques sur chaque malade. Ainsi, nous connaîtrions le nom de tous ceux qui avaient déclaré un diabète. L'un d'eux était peut-être mort ou dans le coma. Un proche, qui n'avait pas supporté que ce drame reste impuni, était passé à l'action.

Le médecin qui avait repris la patientèle de son confrère, très désireux de voir le coupable sous les verrous, nous confia l'ordinateur du docteur Moutaffa.

À la pharmacie, le discours de la responsable qui venait de rentrer de vacances fut beaucoup moins évasif que celui des subordonnés que j'avais eus la veille. Elle ne réfuta pas le moins du monde le fait d'avoir rempli des questionnaires pour une enquête liée au diabète et semblait même en être fière. Elle n'était visiblement pas au courant du fait que son associé avait été rétribué pour ça et elle s'en défendit.

— Nous avons collecté les informations et nous avons tout communiqué à l'organisme d'enquête, précisa-t-elle.

Certains pharmaciens avaient peut-être mené ces études sans en imaginer les conséquences. La teneur du questionnaire aurait dû néanmoins les alerter. Pour qui, pour quoi, dans quel but ? Elle ne s'était posé aucune question et n'avait donc en sa possession aucune copie des documents. Suite à notre demande, elle imprima la liste des clients fidèles et ceux de passage qui avaient un jour acheté un médicament des laboratoires Bural dédié au diabète. Près de trois cents personnes.

Une surprise de taille nous attendait après avoir consulté l'épouse du pharmacien. Je n'arrivais pas à comprendre pourquoi le criminel avait déposé une rose uniquement sur les deux derniers cadavres. Pour le faux suicide du médecin dans le puits, ça pouvait s'expliquer car le *modus operandi* n'avait pas été respecté à cause de la crise cardiaque. Mais le pharmacien, tout seul dans sa maison de campagne au bord du lac ? Pourquoi n'avait-il pas eu droit à la *Sweet Love ?* À l'évocation de la fleur, il ne m'avait pas échappé que l'épouse s'était troublée. Sa gêne cachait quelque chose. J'avais prêché le faux pour savoir le vrai et obtenu le fin mot de l'histoire. Découvrir son mari dans une mare de sang l'avait mise en état de choc. Lorsqu'elle avait finalement aperçu la rose, elle avait aussitôt songé à l'implication d'une femme. Elle n'avait pas voulu prendre le risque de voir un jour une affaire scabreuse éclater à la une des journaux concernant son mari. Elle ne l'aurait pas supporté. Elle avait donc retiré la fleur puis l'avait jetée.

Nous étions abasourdis. Si l'affaire éclatait un jour, ce n'était pas une histoire de maîtresse qu'elle aurait à craindre, mais un scandale sanitaire.

Une fois dans le train de retour, Christian, Honfleur et moi, nous consultâmes les fichiers du médecin. Serge Moutaffa avait été sollicité par 1 885 patients différents. Si je m'en tenais au taux de prévalence annoncé par Marion Pons, 5,2 % de la population française était atteinte de diabète en France en 2015, ce qui annonçait une centaine de cas à éplucher. J'espérais que le toubib mettait ses fiches à jour et qu'il était précis dans ses indications.

Envahi d'un doute, j'appelai l'épouse du médecin qui avait fini dans le puits.

— Excusez-moi, mais j'ai une question concernant les pratiques de votre époux.

— Je vous en prie.

La voix de cette femme était emplie d'une grande tristesse et je sentais que tout ce qui pouvait lui permettre de raviver ces souvenirs lui procurait une certaine sérénité.

— Lorsque certains de ses patients mouraient, que faisait-il des renseignements ? Il était du genre à se débarrasser des infos ou il gardait tout ?

— Il gardait tout. On ne pouvait pas faire plus consciencieux que mon mari. Il était très organisé. Et si vous saviez comme il était apprécié !

— Bien sûr… Je n'en doute pas.

— Je ne vous entends pas bien, vous êtes dans le train ?

— Oui.

— Allô ? Je ne vous capte plus.

Sa voix s'éloigna mais je rajoutai néanmoins :

— Je vous remercie. Au revoir, madame.

Et je raccrochai.

— C'est bon, dis-je à mes deux collègues qui m'interrogeaient du regard. Quelqu'un de la famille de Serial Sugar est là-dedans.

Et je frappai du doigt l'ordinateur.

Le temps nous était compté. Armé d'un sandwich de chez Bixente, mes collègues et moi avions réquisitionné la salle de réunion. Honfleur, l'ordinateur face à lui, avait placé un logiciel de recherche sur les fichiers du docteur Moutaffa. Dès que le mot « diabète » apparaissait dans le listing, une petite alerte se faisait entendre, ce qui permettait à mon jeune collègue de griser le nom du patient. Ainsi répertoriés, nous pourrions les extraire et croiser ces données avec ceux qui avaient, un jour, acheté leur médicament à la pharmacie de Bruneville.

Le commissaire Filipo entra dans la salle de réunion, accompagné de ses deux chiens. Je pensai à Sam, désormais seul sans le berger australien, et j'eus un pincement au cœur.

Contrairement à ses habitudes, le taulier s'assit avec nous et demanda si des avancées significatives avaient eu lieu. En général, ces mises au point se faisaient au calme, dans son bureau. Pas ici, au vu et au su de tous. Peut-être que les jours passés au Burkina Faso nous avaient rapprochés. Et si ce n'était pas lui qui avait modifié son attitude, mais moi ? J'avais sans doute perdu de mon arrogance envers la hiérarchie.

Nous profitâmes de sa présence pour faire un point global des investigations menées depuis le début. Lui non plus ne comprenait pas comment le meurtrier, sans système de surveillance, obtenait à distance des informations aussi précises sur ses victimes.

— Il sait tout d'eux. L'heure où ils changent d'endroit, les lieux où ils se rendent, leur situation familiale… c'est invraisemblable. Vous avez vérifié qu'il n'est pas de la maison ?

— Ben, vérifier… vérifier comment ? opposa Christian.

— J'en sais rien, c'est à vous de trouver.

— Aujourd'hui, ce dont on est sûrs, c'est qu'une personne de sa famille a été atteinte de diabète, qu'elle en est probablement morte et qu'elle habitait près de Lyon. Cette personne avait pour médecin Serge Moutaffa et allait chercher ses médicaments à la pharmacie de Bruneville où elle a rempli un questionnaire. Quant à son proche, un père, un fils ou un mari, on sait qu'il peut atteindre la carotide d'un seul coup de poignard et qu'il signe ses crimes d'une rose *Sweet Love* et d'aliments sucrés déposés dans la bouche des victimes.

— Bon. Continuez à mettre les bouchées doubles parce que si les journalistes s'en emparent, ça va nous péter à la gueule. Et la Crim' récupérera le bébé… C'est déjà un miracle que l'affaire soit encore chez nous.

Filipo se leva et se rendit compte que le lieutenant Mauroy se trouvait dans l'encadrement de la porte et qu'il écoutait.

— C'est à cette heure-là que vous vous pointez, Mauroy ? Vous ne vous sentez pas impliqué par cette enquête ou quoi ? C'est la priorité ! Je veux le groupe entier sur cette affaire, c'est entendu ?

Décidément, il en prenait pour son grade. J'avais tout fait pour qu'il ne vienne pas marcher sur mes plates-bandes et voilà que le taulier le lui reprochait.

Il sourit mollement, en hochant la tête, l'air de dire qu'il allait faire son possible.

— Avoir compris où se cachait mon chien ne vous donne pas tous les droits. Et enlevez ce sourire idiot de votre visage. Je n'arrive pas à vous cerner, Mauroy.

Et voilà. Il avait réussi à énerver Filipo. Quand le taulier montait ainsi dans les tours, on ne pouvait plus l'arrêter.

— Pour Jean-Luc, je n'y suis pour rien. C'est Clivel qui l'a retrouvé, répondit soudain le lieutenant.

Filipo se tourna vers moi, étonné.

— C'est vrai ?

— Non, c'est Mauroy qui l'a découvert mais il n'ose pas s'en vanter, opposai-je sans y réfléchir.

Le commissaire, Christian et Honfleur passaient du visage du lieutenant au mien, comme s'il s'agissait d'un match de tennis. Ils n'en croyaient pas leurs oreilles.

— Ça y est. Les frères ennemis ont fait la paix ! On aura tout vu…

Il frappa son poing d'un coup sec sur la table.

— Vous vous démerdez comme vous voulez, mais je veux le nom d'un coupable à la fin de la semaine.

— Oh, si c'est un nom au hasard, prenez le Bottin, on ira plus vite, répondit Christian.

— Berckman, je ne tolère pas ce genre d'attitude !

— Excusez, patron, mais on est crevés. On a pris un train très tôt, on est debout depuis quatre heures du mat'.

Était-ce à cause du mot « patron » employé, ou parce que ça venait de Christian et qu'il s'attirait la sympathie de tous… Filipo se calma aussitôt.

— Je sais. Vous faites du bon boulot. Allez, on y est presque. Il ne faut rien lâcher !

Il sortit, suivi de ses deux chiens, en fermant la porte derrière lui. Mauroy s'assit à son tour et consulta la liste des clients de la pharmacie. Mon binôme leva le menton en le désignant, l'air de dire : « Tu as vu ? Qu'est-ce qu'on fait ? » Je ne répondis pas à son interrogation. La trêve de notre guéguerre me faisait un bien fou. La fois où j'avais agi avec bienveillance à son égard m'avait empli d'une paix rare. Christian et Honfleur n'allaient pas en revenir mais le moment des explications viendrait plus tard. Bertrand Mauroy, quant à lui, avait compris. Et ce qu'il dit ensuite me prouva qu'il était sur la même longueur d'onde que moi.

— J'ai entendu ce que Filipo disait tout à l'heure. Vous ne savez pas comment le criminel décrypte la vie de ses victimes… J'ai peut-être une idée. Je me souviens d'une affaire récente parue dans la presse. Des mafieux français recherchés sur le plan international, vous vous rappelez ? Il y a un peu plus d'un an.

Mauroy lisait constamment et continuait à se documenter. Ce que nous ne faisions jamais, par manque de temps. Il n'y a pas si longtemps, je me serais moqué en disant qu'il n'avait que ça à foutre.

— Franchement, ça me dit rien.

— Interpol a réussi à remonter la filière grâce aux experts en téléphonie.

Il nous expliqua qu'un type, même en cavale, conservait toujours ses contacts privilégiés. On changeait de téléphone mais pas de vie. En général, cinq numéros revenaient tout le temps. On ne se résignait pas à faire une croix sur l'intégralité de ses contacts. Même le caïd le plus prudent craquait. Un jour, il faisait coucou à sa maman, à son frère ou à la mère de ses enfants. Lorsque ces trois numéros-là matchaient, on était sûr d'avoir retrouvé la trace du fuyard et on obtenait le nouveau numéro de téléphone du gars.

Au fur et à mesure qu'il parlait, mon pouls s'accélérait. Ce qu'il racontait m'évoquait une discussion que j'avais eue un mois plus tôt avec Bruno Vez, le sous-directeur des entreprises Bural.

Mauroy continuait de parler.

— Un type un peu pointu qui travaille dans ces services d'analyse des communications est capable de décrire la vie d'un gars sans jamais le rencontrer. Sa mère, sa femme, ses enfants, ses meilleurs potes : établir la liste de ses contacts est d'une simplicité déconcertante. Le rythme et la quantité de textos donnent une indication sur les âges, le temps passé sur Internet à partir de son téléphone également. Pour peu qu'il ait accès au bornage, il obtient les lieux où sa cible se rend. Après, il lui suffit de chercher dans l'annuaire ou de la suivre pour affiner. Ce que je veux dire, c'est que l'utilisation du téléphone nous rend aussi prévisibles qu'une caméra ou un micro pointé sur nous.

— Bon, la profession ne doit pas être aussi répandue que s'il s'agissait d'un boucher, mais ça ne va pas être évident de trouver le meurtrier.

— Je sais de quel côté on va chercher, dis-je d'un air contrit.

Je m'en voulais de ne pas y avoir pensé avant. Roger Bural avait fait appel aux services d'un expert en téléphonie puis il avait offert un mobile aux cadres de son entreprise. La conversation que nous avions eue avec l'adjoint de Roger Bural me revenait. Ils avaient sollicité l'analyste pour connaître le procédé mais ne l'avaient, jusqu'alors, jamais fait travailler. Il avait même précisé que l'homme habitait en province. Deux raisons pour lesquelles je n'avais pas intégré cette piste à nos hypothèses. Mais cette coïncidence me paraissait désormais un peu grosse. J'expliquai mon raisonnement à mes collègues.

— Sans déconner…, souffla le commandant Ponstain.

Je posai une main sur l'épaule du lieutenant et lui tendis l'autre, qu'il saisit aussitôt.

— Bertrand, merci.

C'était la première fois que je l'appelais par son prénom.

— Ouais, Bertrand, c'est cool, ajouta mon binôme.

— De rien, les gars, c'est normal.

Honfleur ne disait rien. Perdu dans ses pensées, il fixait son ordinateur qui moulinait. Il avait l'air explosé de fatigue. La journée avait commencé à quatre heures du matin. Il nous fallait du repos, sinon on ne tiendrait pas. Une alerte sonore se fit entendre. Il ajusta ses lunettes et observa attentivement l'écran.

— Alors ? lui demandai-je.

— C'est bizarre.

— Quoi ?

— J'ai des diabétiques en pagaille dans nos listings, mais seulement deux sont morts. Le premier cas remonte à juin 2013, et l'autre à mai 2014. Ça ne colle pas. Si Serial Sugar est capable de tout savoir sur un type en un petit mois, je ne vois pas pourquoi il aurait attendu deux ans avant de se décider à éliminer les responsables ?

— Peut-être qu'il n'a pris connaissance de l'article que récemment ? Le papier est sorti quand ?

Honfleur extirpa les documents d'une chemise.

— En janvier 2014.

— C'est vrai que c'est bizarre. Quels sont les noms des deux diabétiques ?

— Régis Frémicourt et Catherine Lumiet. On creuse ces deux contacts ?

— Oui, mais demain. On est tous crevés, on rentre.

*
* *

Marion Pons se trouvait devant son ordinateur et tapait fébrilement. Ses courts cheveux blonds maintenus par un élastique formaient une couette ridicule et de travers. Trop lisses et pas assez épais. Régulièrement, elle rassemblait les mèches qui s'échappaient en les rangeant derrière son oreille. Elle acheva son texte et relut le dernier paragraphe de son article avant de le déclamer à voix haute.

« Le mode opératoire - identique à chaque fois - prouve que nous sommes face à un serial killer. On peut comprendre que la police ait décidé de ne pas révéler aux médias ces trois crimes pour ne pas effrayer le grand public, mais il est important de préciser certains points. Le quidam n'a rien à craindre car le meurtrier semble s'attaquer aux responsables d'une opération de vente de médicaments dédiés au diabète, par la marque Bural. L'homme, qui agirait comme une sorte de justicier, viserait ainsi l'industrie pharmaceutique. Il empêcherait que les dérives décrites plus haut soient maintenues en toute impunité, au mépris de la santé du plus grand nombre. Et si la méthode est parfaitement condamnable, il est indéniable que le mobile est louable. »

Cela allait provoquer un tollé. Le rédacteur en chef de *Paris Match* n'adhérerait pas au contenu. Elle encourageait les actions d'un criminel ! Si on se plaçait du point de vue des familles des victimes du serial killer, ce n'était pas envisageable. Elle effaça la dernière phrase et la recomposa en inversant la structure. Puis elle modéra quelque peu ses propos.

« Et s'il est indéniable que le mobile paraît louable, la méthode est parfaitement condamnable. Espérons que la police le mette très prochainement sous les verrous. »

Elle n'était pas satisfaite. Écrire des articles scientifiques n'avait rien à voir avec les tournures sensationnelles de la presse grand public. Et pourtant elle restait convaincue que c'était sa dernière option. La seule qui lui permettrait de faire connaître le résultat de ses recherches. Elle ouvrit sa boîte mail et entra le nom du rédacteur en chef dans l'onglet du destinataire, puis elle inséra son texte en copie jointe. Elle écrivit un petit mot d'accompagnement et s'apprêta à l'envoyer. Son index resta en suspens au-dessus de la touche « Entrée ».

35

Scandale sanitaire

Après avoir garé mon véhicule dans le parking du sous-sol du troisième district de police judiciaire, je grimpai les étages en direction du cinquième. J'entendis des pas qui forçaient l'allure pour me rattraper. Un coup d'œil en arrière. Il s'agissait d'Honfleur. C'était la première fois que le jeune homme montrait un tel dynamisme. Sur un ordinateur, sa rapidité de frappe et son utilisation d'Internet était inversement proportionnelle à la manière dont il se déplaçait d'habitude. D'où ma surprise.

— Salut Marc. Comment va ?

— Bien. J'ai l'impression qu'on approche du but.

Son investissement sur cette enquête était bien supérieur à ce qu'il avait démontré les fois précédentes. Il avait franchi un cap et s'émancipait. Il fallait à tout prix qu'il passe son examen d'officier de police judiciaire pour devenir brigadier. Il pourrait enfin taper les procès-verbaux à son nom.

Juste avant d'entrer dans son bureau, il me retint par l'épaule. Un geste inédit jusqu'alors. Décidément, il avait pris de l'assurance.

— Qu'est-ce qu'on fait pour les écoutes de la journaliste ? demanda-t-il.

— C'est bon… J'ai laissé tomber.

— Ça marche. Tu la rappelles ?

— Pourquoi ?

— La faire patienter. Elle voulait écrire sur le sujet et il me semble qu'elle était dans les starting-blocks. Ce serait malvenu qu'elle nous ponde un papier maintenant.

— Bien vu, Honfleur. Je m'en occupe.

Instantanément, je me sentis vieux. Mon cerveau tournait moins vite qu'avant et cela me mit un coup au moral. Je n'eus pas le temps de m'asseoir avant qu'Honfleur ne se présente à nouveau à ma porte avec l'ordinateur portable sous le bras.

— Pour la famille des deux diabétiques décédés, Lumiet et Frémicourt, j'appelle ou tu le fais ?

J'allais lui répondre mais la ligne fixe de mon bureau retentit. Je décidai de prendre la communication.

— Clivel à l'appareil.

— Le SRPJ de Versailles cherche à te joindre. Le commandant a paumé ton portable.

Je rappelai aussitôt le collègue.

— De nouveaux éléments concernant l'affaire d'Ury ?

— Non. Du nouveau tout court. D'après les premières constatations, ton serial killer a encore frappé.

— Putain de merde. Il va de plus en plus vite.

Honfleur écarquilla les yeux, m'interrogeant sur ce qu'il venait de se passer. Nous n'avions pas le temps d'achever les missions déterminantes que nous nous étions fixées – appeler la famille des deux personnes décédées des suites d'un diabète – qu'il fallait déjà analyser une autre scène de crime. Les macchabées tombaient trop vite. Le temps nous faisait défaut.

Je pris l'adresse et enjoignis à Honfleur et Christian de m'accompagner. J'espérais que dans la précipitation notre homme aurait enfin commis une erreur. Trois paires d'yeux seraient bien utiles pour dénicher tout détail suspect.

Une fois dans la voiture, je branchai mon portable en haut-parleur et appelai le collègue du SRPJ. Je voulais le convaincre de nous laisser le temps d'arriver avant qu'il lance la procédure. Si notre criminel était réellement derrière ce nouveau meurtre, on en était à cinq victimes. Une fois que l'état-major et la préfecture seraient alertés, ça dégénérerait en psychose. J'espérais l'éviter.

— Quand est-ce que tu envoies le télégramme au niveau national ? lui demandai-je.

— Après les constates.

— C'est bon, ça ira. Ça t'embête si on vient ?

— Pas de problème ! On est débordés. Alors si tu prends en charge le bordel et que tu nous élucides l'affaire, je vais pas pleurer.

Jusqu'à présent, nous avions intentionnellement joué de paresse dans la rédaction de nos procès-verbaux pour éviter que les liens entre les victimes ne soient connus de tous et personne n'avait eu connaissance du médecin « tombé dans son puits » déniché par Christian. Seule la juge était maintenue dans la confidence. Tant que les huiles n'auraient pas conscience de l'ampleur de l'affaire, on augmentait nos chances de la garder.

Le collègue nous expliqua que c'était son beau-frère qui avait trouvé le corps.

— Il fait son jogging avec son chien dans la forêt de Rambouillet trois fois par semaine et il change d'itinéraire à tous les coups. On a eu du bol. Surtout qu'avec la pluie de ces derniers jours, y a pas grand monde qui traîne dehors.

— T'as une idée du jour où il a été tué ?

— Vu l'état du bonhomme, je dirais une grosse semaine.

— Ça promet. Tu as regardé s'il avait des aliments dans la bouche ?

— Bien sûr. Avec ce que tu m'as dit la dernière fois, j'ai été particulièrement vigilant sur ce point. Une poudre blanche. On dirait de la cocaïne. Même chose pour la rose, elle est bien là.

Aucun doute concernant le lien entre les affaires. Mais cette nouvelle substance ne collait pas avec notre théorie : s'il suivait sa logique, le criminel lui avait fait avaler un aliment sucré, lié au diabète. J'avais hâte de savoir de quoi il s'agissait.

— OK, le périphérique est fluide, on est là dans moins d'une heure.

Et je raccrochai.

Une fois sur place, j'essayai de reconnaître le commandant à qui je venais de parler parmi les policiers du SRPJ de Versailles, la Sécurité publique, les pompiers et l'Identité judiciaire. Finalement, c'est lui qui vint vers moi. Il avait commencé les constatations. Le corps avait manifestement été déplacé par le meurtrier pour qu'il soit le plus visible possible. Les grands criminels redoublaient d'ingéniosité pour camoufler leurs victimes, lui au contraire les mettait en avant. En découvrant une marque noire à ses chevilles, le collègue en avait déduit que le corps avait été tiré par le Serflex qui maintenait ses pieds attachés.

Pas besoin d'un dessin pour comprendre comment la victime avait péri. Je reconnus aussitôt la rose qui se présentait sous la forme d'un bouton, déposé à la droite du cou.

Pendant près de deux heures, nous cherchâmes des traces de pas à proximité du corps, mais aussi des mégots de cigarette ou des déchets… tout ce qui aurait pu nous mener au criminel. Mais une fois de plus, il avait commis un sans-faute. Cela devenait inquiétant. L'expérience prouvait qu'un serial killer, lorsqu'il passait à la vitesse supérieure et diminuait le délai entre deux meurtres, négligeait toute prudence et finissait par laisser quelques indices. Mais nous étions face à une machine dont le rituel était si abouti que rien ne le trahissait.

Le chef des pompiers était médecin-capitaine et il se vantait auprès du commandant du SRPJ de s'intéresser à la médecine légale. Je m'avançai pour écouter. Il expliquait que chaque nouvelle mort le faisait gagner en expérience. Il est vrai qu'il avait l'air satisfait d'être là. Je saisis l'occasion de lui poser quelques questions.

— La décomposition est bien avancée. Il a beaucoup plu ces derniers jours, ce qui augmente la rapidité du processus. Je peux me tromper mais je dirais qu'il est mort il y a une semaine, neuf jours tout au plus.

Il tendit la main vers le visage du mort.

— Vous voyez ces larves, là. Elles ont été pondues par des mouches vertes, ce sont les premières à venir. Elles atteignent la taille adulte au bout de quinze jours et je suis presque certain qu'elles sont à mi-croissance. Je pense qu'on est proche de sept jours, avec une variable d'un jour de plus ou de moins.

Nous fûmes interrompus par un des gars de l'IJ qui ouvrit la bouche du cadavre afin de prendre quelques échantillons de ce qui s'y trouvait.

— Vous avez une idée de ce que ça pourrait être ?

— Sans l'analyser, c'est difficile à dire.

— Est-ce que cela pourrait être un aliment composé de sucre, un yaourt ou quelque chose de ce genre ?

— Je ne pense pas que ce soit alimentaire.

Voilà qui m'ennuyait.

— Pourquoi ?

— À l'attitude des larves. Elles se sont toutes éloignées de la cavité buccale, ce qui est absolument contraire à ce que l'on observe habituellement. Je pencherais pour un produit chimique.

J'avais hâte de connaître le diagnostic du médecin légiste. Juste avant qu'il s'éloigne, je lui demandai s'ils avaient identifié la victime.

Il s'appelait Roland Vinel et avait quarante-huit ans. D'après ses cartes professionnelles, il travaillait pour l'AFSSAPS. Ce sigle me disait quelque chose, mais quoi ? Je songeai à Marion Pons. Peut-être avait-elle évoqué cet organisme ?

Je m'écartai du brouhaha de la scène de crime, d'autant que le procureur arrivait, et j'appelai la jeune femme. Elle décrocha aussitôt.

— Vous l'avez attrapé ?

— Vous avez entendu parler de Roland Vinel ? lui demandai-je sans répondre à sa question.

— OK, vous avez fait chou blanc.

— Répondez-moi au lieu de faire des suppositions.

— Si je vous le dis, qu'est-ce que vous me donnez en échange ?

— Une info que vous serez seule à avoir mais que vous garderez au chaud le temps qu'il faudra pour que l'enquête avance.

— Je ne suis pas d'accord ! D'ailleurs mon article est déjà parti à la rédaction, il sera publié demain matin.

— Vous n'avez pas fait ça !

— Si.

— Vous vous foutez de moi ? C'est de l'inconscience. Nous sommes à quelques heures de choper ce malade et vous allez tout faire foirer !

— Calmez-vous. Je disais ça pour vous mettre la pression. En attendant je ne vois pas pourquoi je vous communiquerais des renseignements sur Roland Vinel. Le sens unique, ça suffit.

Elle jouait avec mes nerfs.

— Vous savez très bien que j'obtiendrai ces informations quoi qu'il arrive. Je vous ai appelée pour gagner du temps. Par contre, sans moi, vous n'aurez rien.

— OK, j'espère que ce que vous me direz vaudra le coup. Roland Vinel est le type qui dirige le service des acceptations de mise sur le marché des médicaments liés au diabète. Qu'est-ce qu'il a encore fait ?

— Peu importe. Il est connu ?

— Oh, oui. Et par beaucoup de monde. La principale raison est que c'est lui qui a validé la mise sur le marché des édulcorants dans la nourriture et les médicaments. Une décision financière et politique, je vous assure. Ça a fait beaucoup de bruit.

— Les édulcorants ?

— Le faux sucre. Un putain de produit chimique qui, une fois ingéré, finit dans le crâne et rend déficient à long terme.

— C'est-à-dire ?

Elle m'expliqua qu'une fois avalés avec la nourriture, les édulcorants chimiques étaient stockés automatiquement dans le cerveau et qu'ils affectaient dramatiquement les neurones. Cette substance prétendue miracle pour la perte de poids n'avait en réalité que des défauts. C'était même un facteur aggravant de l'obésité. Le principe était simple. Lorsque vous buviez une « boisson zéro » avec édulcorant, votre cerveau, à cause du goût, croyait qu'il s'agissait de sucre. Le pancréas envoyait alors de l'insuline, une hormone qui fait baisser le taux de sucre dans le sang. Mais comme vous n'aviez pas mangé d'aliment sucré, vous tombiez en hypoglycémie. Alors l'envie de manger devenait beaucoup plus grande. Conclusion, le faux sucre donnait faim. Il était également suspecté de provoquer la sclérose en plaques et d'être un facteur aggravant de la maladie d'Alzheimer. On l'utilisait aussi comme additif pour quantité de médicaments, dont les comprimés de vitamine C. Un poison dans un remède ! Un comble.

J'étais désormais certain que la substance présente dans la bouche de Roland Vinel était du faux sucre.

— Bon, alors c'est quoi votre info ? demanda-t-elle.

— L'homme dont nous parlons est mort. Je crois que Serial Sugar tue tous les responsables d'un vrai scandale sanitaire.

— Vous êtes en train de déconner, là ?

— Pas du tout. Assassiné alors qu'il se promenait dans la forêt de Rambouillet.

— Putain, quand est-ce qu'il va s'arrêter ?

— Je crains qu'il n'ait pas de limite…

— Vous êtes en train de m'avouer que vous n'avez aucune piste ?

— Mais non, vous l'aurez, votre scoop.

— Je ne vous parle pas de ça !

— On va l'attraper, faites-moi confiance.

— Et comment vous l'avez appelé ?

— Serial Sugar.

— Serial Sugar… C'est bon ça !

— Marion, je vous rappelle qu'on est à ses trousses. Ne bougez pas le petit doigt, je ne serai pas un ingrat.

— OK. Vous pouvez compter sur moi.

Je la remerciai et raccrochai en me dirigeant vers Honfleur.

— Marc, notre macchab' s'appelle Roland Vinel et il bossait pour l'AFSSAPS. Appelle son bureau et demande depuis quand il a disparu.

J'allai trouver le commandant du SRPJ. Avec Jules Mica, le patron de l'agence de communication tué trois mois plus tôt, ça lui faisait deux affaires similaires pour sa seule juridiction.

— Ça t'embête d'attendre quelques jours avant de dire que t'as fait le rapprochement entre ces deux enquêtes ? J'aimerais être un peu peinard avant que l'info soit relayée partout.

— T'inquiète, je vais faire le tout-venant.

— Merci, je n'oublierai pas.

L'humidité du sous-bois s'infiltrait dans mes chaussures et un frisson me parcourut le corps. Je me dirigeai vers ma voiture et mis le contact, espérant me réchauffer. Les bandes jaunes sécurisaient le lieu mais il n'y avait aucun passant. Les pompiers venaient de quitter le site, emmenant le corps avec eux. Honfleur téléphonait en marchant. Sans s'en rendre compte, il tournait en rond autour du cadavre disparu. Adossé à un arbre, Christian Berckman semblait réfléchir. Une attitude qui lui permettait, comme à l'accoutumée, de ne rien faire. Je souris sans rien dire.

Honfleur acheva sa communication et me chercha du regard. Je lui fis un appel de phares et il me rejoignit, suivi par Christian qui monta à l'avant, reléguant le petit jeune à l'arrière.

— Alors ?

— Le type était en vacances. Il avait pris deux semaines avant le chassé-croisé de Pâques. Son secrétariat avait la consigne de ne pas le déranger. Personne ne s'est inquiété de son silence et je t'assure qu'ils sont tombés de haut.

— Comment le criminel a su qu'il ne bossait pas ? demanda Christian.

— Toujours le même principe : il a un accès instantané à son relevé téléphonique. Vinel, avec un tel poste, devait passer et recevoir quantité d'appels durant la journée. Non stop durant des mois. Le jour où ça s'arrête, c'est qu'il est en vacances. Le lendemain, Serial Sugar se rend à son domicile et le suit en attendant la bonne occasion.

— OK. On se met une pile pour choper notre mec ? Bientôt on aura de quoi faire un bouquet de roses et ça suffit.

L'enthousiasme de Christian faisait plaisir à entendre.

— On file au labo. Il faut qu'on obtienne le nom de l'expert en analyses téléphoniques que Bural avait mandaté.

Mon portable sonna et je sursautai. La tête d'Emma Singer s'affichait sur mon écran. Cela ne pouvait signifier qu'une seule chose : elle avait trop de pression et nous allions perdre l'enquête au profit de la Crim'.

36

Le nombre de Sam

Méchard, le grand patron de la police judiciaire, était en colère parce qu'il n'avait pas les infos, nous apprit-elle. Il devait rendre des comptes au préfet. L'affaire Bural faisait beaucoup trop de bruit.

— Il m'a dit qu'il fallait saisir la Crim' pour qu'on ait des comptes rendus en temps et en heure.

— Oui mais eux, dès qu'ils vont aux chiottes, ils font un rapport !

— T'inquiète pas. C'est pas Méchard qui va me dire ce que je dois faire.

— Il pourrait nous laisser bosser ! On y est presque.

— Yoann… On est sur une affaire sensible.

— Je sais. On dit pas un mot et on gagne du temps.

— Contacte Filipo au plus vite et mets-le dans la combine pour qu'il ne lâche rien.

J'appelai le commissaire mais il ne répondit pas. Peut-être était-il déjà en ligne avec le directeur de la police. Je composai la ligne fixe du commandant

Ponstain. Il n'allait jamais sur le terrain et j'étais certain de le trouver au bureau. Contre toute attente, c'est Bertrand Mauroy qui répondit. Il ignorait où était notre chef de groupe. Suite à son intervention de la veille, je décidai de lui faire confiance.

— On vient d'avoir la juge, faut qu'on gagne du temps. Est-ce que tu peux dire à Ponstain de mettre Filipo au jus pour qu'il fasse tampon si le directeur l'appelle ?

— OK, vous êtes où ?

Je réalisai qu'on aurait pu le prendre avec nous. Les vieux réflexes avaient la vie dure.

Je lui relatai que Serial Sugar avait assassiné le responsable de l'AFSSAPS et que nous étions sur les traces de l'expert en analyses téléphoniques de Bural.

— Dis-lui bien qu'on est sur le point de boucler l'enquête, ajoutai-je.

Il m'assura que je pouvais compter sur lui.

*

* *

Dans le même temps, Méchard avait contacté le commissaire Hervé Filipo qui dirigeait le troisième DPJ. Il lui avait fait comprendre que ses équipes ne jouaient pas le jeu de la procédure et que c'était intolérable. Il avait demandé qu'on lui envoie un compte rendu dans les deux heures pour pouvoir l'adresser au préfet. Filipo avait tenté de temporiser.

— Arrêtez de jouer la montre. Deux heures !

Puis il avait raccroché.

Filipo détestait ce genre de situation. Il avait descendu les escaliers et rejoint Bernard Ponstain. En trois étages, la colère du grand patron s'était transformée en exaspération.

— Où sont vos hommes ?

— Bonjour, objecta Ponstain avec un sourire. Là, j'en sais rien, mais je peux les appeler.

— Il va falloir que vous teniez la bride de vos équipes, Ponstain. J'en ai assez d'avoir des problèmes avec Clivel.

— Sans déconner, qu'est-ce qu'il a encore fait ?

— Rien, c'est bien ça le problème. On n'a pas d'infos, pas de résultats, et apparemment vous ignorez où ils sont. C'est inconcevable ! Je veux un dossier complet dans une heure.

— C'est Clivel qui a toutes les infos !

— Démerdez-vous. Ce n'est pas mon problème.

Il allait claquer la porte, lorsque le lieutenant Bertrand Mauroy entra dans la pièce.

— Et vous, Mauroy, vous ne pouvez pas être un peu efficace dans la vie ! Quand est-ce que vous nous sortez une affaire, bon sang ?

Cela aurait dû rasséréner le commissaire Filipo, mais une fois revenu à son bureau, son exaspération augmenta d'un cran. Et la cause n'avait rien à voir avec le coup de gueule de Méchard. Jean-Luc, son berger australien, avait l'air dépressif. Il ne mangeait plus, il ne le suivait plus pas à pas telle une ombre. Il semblait catatonique. Filipo avait beau se mentir à lui-même, il savait à quoi cela tenait : Sam. Le jeune homme atteint d'autisme manquait à son chien !

Il ne lui restait qu'une solution. Amener Jean-Luc rendre visite au jeune garçon en espérant que cela lui redonnerait un peu de joie. Comme il n'était pas question qu'il s'en occupe lui-même, il saisit son combiné téléphonique et composa le numéro de Mauroy.

— C'est Filipo, montez me voir.

Jeanine Josselain ne cacha pas sa joie en découvrant le chien. Tandis que Jean-Luc montrait son enthousiasme en bougeant sa queue comme un métronome, le lieutenant Bertrand Mauroy s'assit dans le canapé face à la mère. Il lâcha la laisse du chien qui se précipita dans la chambre de Sam. Jeanine se confia sans retenue.

Elle regrettait que l'expérience avec son fils n'ait pas été concluante et qu'il se soit trompé de nombre.

— Trompé de nombre ?

— Il était censé trouver le numéro correspondant à la fiche d'un meurtrier que vous n'arriviez pas à identifier, c'est ça ?

— Exactement.

— Eh bien, du moment où il est arrivé chez nous et pendant presque deux jours, il n'a cessé d'écrire un nombre. Lorsque j'ai fini par le prendre en considération, il s'est calmé. Mais vous avez l'air surpris.

— Oui…

— Quand je vous ai eu au téléphone, vous m'avez dit que l'expérience avait échoué et que l'ordinateur était éteint. Que Sam s'était trompé. Vous aviez quel nombre ?

— Aucun ! Il ne nous a rien dit du tout.

— Mais enfin, Sam ne parle pas. Il avait dû le noter quelque part. Et moi qui croyais qu'il vous l'avait communiqué et que l'identité ne correspondait pas.

Mauroy réfléchissait à toute vitesse. Se pouvait-il que Sam ait trouvé la référence de Serial Sugar ? Sa mémoire des détails avait-elle photographié et reconnu l'homme à la capuche parmi les milliers de personnes fichées dans les listings de la police ? Cela lui semblait improbable mais on n'était pas à l'abri d'un miracle. Si c'était le cas, en poussant le gamin à bout et en manipulant Ponstain, il avait empêché que la vérité ne s'impose. Il se souvint du jour où Jeanine était venue chercher son fils, il y avait presque deux semaines. Clivel était encore en Afrique. Le meurtrier aurait pu être sous les verrous à cette époque. De fait, un homme, un des responsables de l'AFSSAPS, était mort par sa faute. Son cœur se mit à palpiter tandis que des sueurs froides couraient sur son front. Il s'épongea avec le dos de la main.

Rien n'était perdu. Il pouvait encore réparer ses torts et peut-être même en tirer parti.

— Quel est ce nombre ?

Jeanine se leva, ouvrit le tiroir d'une petite commode et décacheta une enveloppe de laquelle elle extirpa une feuille pliée en quatre qu'elle tendit à Mauroy.

— Le voici.

— 17429, prononça-t-il tout bas.

*

* *

La rapidité avec laquelle les événements se succédèrent fut déconcertante. Au laboratoire Bural, le sous-directeur nous confia le nom de leur expert. Il n'y avait qu'un seul nom : Boris Lumiet. Il était chef analyste pour un opérateur de téléphonie situé à Lyon et vivait à… Bruneville. Honfleur s'exclama que l'une des deux personnes décédées du diabète suivies par le docteur Moutaffa s'appelait Catherine Lumiet. Tout concordait. Nos derniers doutes venaient de s'envoler. Nous venions d'identifier Serial Sugar.

Je branchai le deux-tons et nous filâmes dans un bruit assourdissant vers les bureaux du troisième DPJ.

*

* *

Assis derrière son ordinateur, Mauroy venait d'entrer le nombre dans le fichier central. Il ne s'était pas donné la peine d'enlever son blouson et attendait la fiche correspondant au numéro, en triturant la laisse de Jean-Luc qui dormait à ses pieds.

Quelques secondes plus tard, le visage et le nom d'un homme apparut : Boris Lumiet, cinquante-quatre ans. Il avait écopé de 1 500 euros d'amende en mai 2014 pour dégradation de matériel informatique dans une pharmacie de Bruneville. Là où cela devenait vraiment intéressant, c'est qu'il travaillait au service d'analyse des données téléphoniques d'une grosse société lyonnaise. Il venait de découvrir l'identité du criminel. Une aubaine !

Enfin, il allait connaître les honneurs.

Il grimpa les marches qui menaient au huitième avec une fébrilité qui tenait de l'exultation. Même Jean-Luc suivait, emporté par tant de dynamisme. Il resta une minute devant la porte de Filipo, reprenant ses esprits et réfléchissant à la manière dont il pouvait présenter les faits. Le berger australien s'impatienta et aboya une fois. À l'intérieur, un bruit de chaise se fit entendre. Filipo allait ouvrir la porte. Mauroy frappa et avant même que le directeur ne réponde, il entra. Les yeux du commissaire alternèrent plusieurs fois entre le visage réjoui du lieutenant et l'attitude placide de son chien. Finalement, il se dirigea vers l'animal pour lui ôter sa laisse.

— Tout va bien, Mauroy ?

— Oui, patron, particulièrement bien, je dois dire.

— C'est le fait d'avoir promené mon chien qui vous remplit d'allégresse ?

— Pas vraiment, répondit-il, vexé.

Avec ce qu'il allait lui annoncer, il pouvait se permettre d'être désagréable.

— Eh bien, venez-en aux faits, je n'ai pas que ça à faire.

— Mes recherches viennent d'aboutir, je sais qui est Serial Sugar !

— Elle est bien bonne, celle-là.

Filipo se rassit lentement derrière son bureau sans vraiment le considérer. Il n'y croyait pas.

La frustration de Mauroy grimpa d'un cran. Lorsqu'il reprit la parole, sa voix fit entendre des trémolos pleins de colère.

— Il s'appelle Boris Lumiet, il habite Bruneville et il est chef analyste en téléphonie.

Le patron releva enfin la tête. Mauroy lui tendit les documents imprimés tirés du fichier central.

— Comment avez-vous fait ?

— Peu importe, on le tient.

— Vous perdez la tête, Mauroy. Je ne vais pas prendre le risque d'annoncer des faits aussi importants au directeur et au préfet sans vérifier le bien-fondé de vos propos.

Il ne pouvait décemment pas étayer ses dires en relatant l'expérience avec Sam. Le lieutenant sentit un vent de panique le gagner, avant qu'il se souvienne des confidences de Clivel.

— Il travaille en tant qu'expert pour le laboratoire Bural. Tout colle. C'est lui, c'est mathématique.

Mauroy transpirait à grosses gouttes. Car s'il ne faisait aucun doute que Boris Lumiet était bien le meurtrier, il se demandait comment lui-même allait sortir indemne de cette histoire.

— Et où sont les documents qui le prouvent ?

— C'est Clivel qui les a.

Voilà. Il retombait sur ses pieds. S'il y avait un quelconque problème, il pourrait prétendre que Clivel l'avait baratiné.

— Qui est au courant de vos résultats ?

— Vous êtes le premier…

— J'apprécie, répondit Filipo, même s'il n'était pas dupe.

En principe, c'est le commandant Ponstain qui aurait dû remonter l'information. « Descendez, je vous retrouve dans la salle de réunion pour mettre en place le dispositif. Faut qu'on appelle la juge. »

*

* *

Ponstain s'emporta lorsqu'il nous découvrit tous les trois devant sa porte. Ce n'était pas des manières d'agir, nous avions mis toute la hiérarchie dans l'embarras… Il devait communiquer les derniers résultats de l'enquête dans vingt minutes !

— Boris Lumiet ! hurlai-je.

Ponstain me fixa, les sourcils en accent circonflexe. Honfleur prit la parole.

— Il bosse comme analyste des données téléphoniques. C'est l'expert qu'avait mandaté le laboratoire Bural pour surveiller ses employés le cas échéant.

— Il habite Bruneville, acheva Christian. Sa femme est décédée des suites d'un diabète.

— Putain de bordel de merde…

— Tu l'as dit.

— Bravo, les gars.

Ses joues avaient viré au rose et son crâne chauve luisait de transpiration.

— Il faut trouver Mauroy et on file tous chez Filipo pour lui annoncer la nouvelle, ajouta le commandant Ponstain.

— Je suis là, dit alors Mauroy.

Nous sursautâmes. Il était dans le couloir et nous écoutait avec une tête d'enterrement.

— Boris Lumiet. Je suis arrivé aux mêmes conclusions que vous. Je viens d'en informer Filipo. Il arrive.

Nous n'eûmes pas le temps de réagir car celui-ci descendit les marches en faisant claquer ses talons bruyamment et se présenta aussitôt devant nous, cravate au vent.

— Salle de réunion ! s'écria-t-il en nous précédant.

Comment avait fait Mauroy pour nous griller la priorité ? À deux reprises, il venait de prouver qu'on pouvait résoudre une enquête sans bouger son cul de sa chaise. J'étais vert.

Le temps que tout le monde s'installe autour de la table, je le pris à part.

— Comment t'as fait ?

— Je te raconterai plus tard, il y a Filipo qui s'impatiente, me répondit-il.

Il s'assit à l'autre bout de la table comme s'il voulait m'éviter et je décidai de le suivre.

— Crois pas que je sois jaloux. Je voudrais juste comprendre…

— La prochaine fois, tu m'impliqueras dès le départ. Peut-être qu'à ce moment-là on trouvera le meurtrier plus vite encore.

Il n'avait pas la victoire modeste.

L'opération fut mise au point dans les menus détails avec la juge. Un collègue du SRPJ de Lyon fut mandaté pour vérifier que Boris Lumiet se trouvait encore chez lui. Ils utilisèrent le prétexte d'une fausse livraison de pizza et nous confirmèrent sa présence dans sa maison de Bruneville. Une équipe de trois personnes montait la garde pour s'assurer qu'il restait là. On ne pouvait intervenir dans l'urgence, car pour aller en province, il nous fallait une commission rogatoire. Je détestais ce compte à rebours, où pour des questions administratives et d'organisation, nous perdions systématiquement une journée – parfois plus – pour que tout le monde soit officiellement et juridiquement mobilisé. On espérait qu'il ne bougerait pas. L'intervention fut donc prévue le surlendemain à six heures du matin.

La réunion achevée, je rallumai mon portable et un bip se fit entendre, m'annonçant un message vocal. Il s'agissait de Jeanine Josselain. « Bonjour Yoann, j'espère que vous allez bien. Votre charmant collègue est venu nous faire une petite visite avec le chien du commissaire. Sam était ravi. J'ai confié à votre collègue le numéro du fichier central que notre fils avait trouvé, je suppose qu'il vous l'a communiqué et j'espère qu'il correspond à l'homme que vous cherchiez. Quelle histoire incroyable ! Enfin, l'important est que l'on ait compris l'attitude de Sam. Je serais tellement heureuse que notre fils ait permis de mettre sous les verrous un criminel dangereux. Tenez-moi au courant. Très bonne soirée à vous tous et à très bientôt. »

Je me dirigeai vers Mauroy en serrant les dents.

— Tu es une crevure et tu ne perds rien pour attendre.

37

La traque

Nous avions rejoint les collègues de Lyon. Notre convoi était composé de quatre véhicules et nous stationnions désormais à cinq cents mètres de l'habitation de Boris Lumiet. Il n'avait pas bougé. Il habitait un petit pavillon à un étage au milieu d'un jardin qui comportait une serre dans laquelle on devinait des rosiers. Le bout du terrain, très arboré, donnait sur un bois. Face à la maison et sur les côtés, d'autres résidences et un peu de nature. La pleine lune éclaboussait le site de sa lumière bleutée. Chacun de nos déplacements s'accompagnait d'une ombre gigantesque qui rendait nos mouvements peu discrets.

Nous nous séparâmes en quatre groupes. Un à la porte principale, l'autre à celle du garage à l'arrière et les deux autres en couverture, répartis dans le jardin et dans la rue, cachés par les véhicules stationnés là. J'étais de ceux qui allaient ouvrir la porte d'entrée. Christian se trouvait à l'arrière. Honfleur n'avait pas souhaité prendre part à l'opération et j'avais encouragé sa décision car Lumiet pouvait s'avérer dangereux. La direction n'avait d'ailleurs mobilisé que des hommes aguerris. Je n'avais pu m'opposer à la présence de Mauroy, Filipo le prenant pour le héros du jour. Une mise au point s'imposerait plus tard.

Mon cœur battait à tout rompre. J'adorais ces moments où l'adrénaline le disputait à la peur. Mon Sig-Sauer en main, j'observai les deux hommes qui m'accompagnaient. Lorsqu'ils levaient la tête vers le ciel, leurs visages devenaient blafards. Cette affaire avait commencé vingt-neuf jours plus tôt, le temps d'une révolution de lune, et s'achevait sous le rond parfait de l'astre blanc.

À six heures tapantes, nous défonçâmes la porte au pied-de-biche. Nous espérions cueillir notre homme dans son sommeil. Sa fille de vingt-trois ans vivait également ici. Un des collègues dans la rue annonça au talkie que nous étions entrés. Alors, Christian fit de même de son côté. Nuit noire à l'intérieur. Ici, l'obscurité était plus dense qu'à l'extérieur. Aucun des interrupteurs ne fonctionnait. L'intervention fit place à un ballet de torches. Nous scrutâmes chaque recoin de la maison. Au bout de quinze minutes, et grâce à l'appui de toutes les équipes, nous comprîmes que Lumiet et sa fille nous avaient échappé. Ils avaient probablement fui en se cachant derrière les arbres et disparu dans le bois qui prolongeait le jardin. Ils devaient être loin. Je fulminais. Pourquoi avions-nous laissé un seul jour de répit à cet homme ? Qui est-ce que je haïssais le plus ? Mauroy et sa trahison ou l'administration et sa lenteur ?

— Est-ce que quelqu'un peut trouver le putain de disjoncteur et nous donner de la lumière ?

Le boîtier électrique se trouvait à la cave et l'habitation livra enfin ses secrets. À l'inverse du chaos qui accompagnait un départ en cavale, la maison était en ordre. Totalement vide. On eût dit un bâtiment témoin avant la visite de nouveaux acquéreurs. Aucun objet personnel ne traînait. Dans une poubelle, nous trouvâmes des emballages de médicaments contre le diabète. La manière dont il tuait prouvait que ce n'était pas lui mais bien sa fille qui était atteinte de cette pathologie. C'est dans le salon que je compris qu'il avait préparé son départ. Sur la grande table, plusieurs dossiers s'empilaient. Au centre, une lettre, visiblement à notre attention.

« La justice montre si peu d'empressement à faire payer des criminels qui jouent avec la santé du plus grand nombre, en cédant aux enjeux économiques, que je fais le pari que cette justice restera inefficace à mon égard. »

Je consultai rapidement ses dossiers. Chacun d'eux présentait la liste des informations qui lui avaient permis de s'infiltrer au plus près de la vie de ses victimes. Un autre réunissait les données que Marion Pons avait collectées dans son article. Toutes les magouilles des labos étaient expliquées noir sur blanc.

Sur une enveloppe kraft assez épaisse, il avait écrit : « Merci d'envoyer ce courrier aux médias notés ci-après. » Il visait les journaux télévisés et les magazines d'information. Il savait qu'on viendrait ici et souhaitait que son action soit médiatisée. Tous ces documents seraient conservés comme pièces à conviction.

Il avait également rédigé une lettre de démission à l'intention de son directeur, puis avait résilié ses lignes téléphoniques et indiquait s'être enfui à l'étranger. Il ne s'était même pas donné la peine de nous faire croire à un suicide. Depuis le début, Serial Sugar montrait une confiance exceptionnelle en lui-même. Il ne s'était jamais caché derrière des faux-semblants. Il assumait tout. Le meilleur moyen de rendre crédible son mobile.

Finalement, Roger Bural connaissait son meurtrier. Il l'avait rencontré pour – un jour si besoin – surveiller les communications téléphoniques de ses employés. À cause de sa paranoïa, il avait fait entrer le loup dans la bergerie. Lumiet avait pour mobile la vengeance familiale, alors qu'il connaissait à peine la victime sur le plan professionnel. Le fait qu'il habite en province et qu'il n'ait pas encore été mandaté lui avait permis de ne jamais être soupçonné.

Il estimait, comme pour l'affaire du sang contaminé, que les responsables ne seraient jamais condamnés. Il s'était fait justice lui-même. Nous avions le nom du coupable et ses aveux. Mais personne à mettre sous les verrous. Pour la première fois de ma carrière, cette enquête me laissait un goût amer d'inachevé.

Nous n'avions plus qu'un moyen de l'arrêter de tuer. Donner à Boris Lumiet ce qu'il cherchait depuis le début : la médiatisation d'un scandale sanitaire pour réparer les torts faits à sa femme et à sa fille.

Une fois dehors, je téléphonai à Marion Pons et lui donnai les dernières informations relatives à l'enquête. Elle n'avait pas besoin des documents que Lumiet avait rédigés à notre intention, elle en savait plus que lui. Il était évident que la presse se déchaînerait suite à cet article dans *Paris Match*. La médiatisation dont Lumiet rêvait sur ces malversations pharmaceutiques allait avoir lieu malgré tout.

— Vous pouvez frapper fort, vous avez l'exclu, après c'est chacun pour soi. Faites vite, lui dis-je.

— Merci, ça va faire du bruit.

Sur le quai du train qui allait nous ramener à Paris, j'appelai Emma Singer. Elle devait savoir pour la presse. Nous étions restés connectés par téléphone depuis tôt le matin. Elle avait pratiquement assisté à la traque en temps réel. L'heure du bilan était arrivée. Elle me confia avoir été convaincue que nous allions mettre un point final à cette affaire.

— J'enrage, on n'est pas arrivés à temps. Putain, à quelques heures près !

— Tu as fait le maximum, Yoann. Un jour on va le choper, ne t'inquiète pas.

— Si tu avais donné l'enquête à la Crim', peut-être que…

— Arrête ton cinéma. On l'aura une prochaine fois, c'est tout.

— Il voulait venger sa femme. C'est fait, il ne recommencera pas. Je ne serais pas étonné qu'on n'entende plus jamais parler de lui.

— Et s'il voulait venger sa fille ? Il a peut-être pris goût au sang.

— Ouais. J'ai la haine.

— T'as fait du bon boulot. Merci.

— Emma… c'est moi qui te remercie.

— Parce que je t'ai confié l'enquête ? Laisse tomber.

— Écoute-moi. C'est grâce à toi que je me suis débarrassé des blessures de mon père. J'ai fait la paix avec lui. Tu m'as rendu service, t'imagines même pas. J'ai ouvert les yeux sur des événements que je reproduisais malgré moi. C'est…

— C'est pareil pour moi. Après notre explication, j'ai compris que je devais me libérer de ma position de victime face aux hommes. Quelque part au fond de moi, je laissais faire ça. Est-ce que ça a un rapport avec ma mère ou ma grand-mère, j'en sais rien. L'important c'est que maintenant c'est terminé parce que j'en ai pris conscience et que je l'ai décidé.

Épilogue

Boris Lumiet avait permis de mettre un coup de projecteur sur les dérives pharmaceutiques des laboratoires et des entreprises associées, et les têtes commençaient à tomber. Nul doute que des « fusibles » – le plus souvent des femmes, qui savent moins se protéger que les hommes – sauteraient avant les vrais responsables. Lumiet avait fui avec sa fille. Allait-il trouver la paix ? J'en doutais. Il ferait l'objet d'un mandat international et rejoindrait bientôt la liste de milliers d'autres. Fiché par Interpol, son dossier serait communiqué aux polices judiciaires des pays où il pourrait trouver refuge. Lui, mieux que tout autre, savait combien les communications téléphoniques étaient traîtres et il ne tomberait pas dans ce piège-là. Les autorités seraient probablement réduites à s'en remettre au hasard pour avoir une opportunité de le capturer.

*
* *

Concernant Sam, j'avais compris. Il m'avait été facile de compléter les événements, grâce à la version des parents. Je me souvenais d'avoir vu le jeune homme, chez lui, perdre contenance, juste parce qu'il souhaitait me communiquer une information au sujet de mon père. Ce que j'avais pris pour de l'énervement était en réalité la frustration de ne pas savoir comment la transmettre. La chance, c'est que sa mère savait analyser ses moindres faits et gestes. Au bureau, lorsque Sam avait identifié le meurtrier, son attitude avait dû changer. Il voulait nous faire savoir qu'il avait trouvé ! Mauroy avait assisté à son stress et en avait tiré parti auprès de Ponstain. Tout concordait.

Le lieutenant avait tenté de m'éviter pendant plusieurs jours, mais à l'issue d'une réunion, je l'avais pris par le bras et l'avais amené de force dans le parking souterrain.

— Tu sais pourquoi on est là ?

— Oui.

— Non, tu sais pas. D'abord, tu as failli bousiller la vie d'un gamin qui a eu très peu de chance jusqu'à présent et c'est impardonnable. Mais le plus grave, c'est qu'un homme est mort par ta faute et que si on n'avait pas perdu ces précieuses journées, on aurait sans doute attrapé Lumiet. Non content de réduire à néant les efforts des autres, lorsque tu te rends compte que l'idée était bonne et les résultats concluants, tu t'empresses de ramener la couverture à toi.

— C'est minable, je sais.

— Mais j'en ai plus rien à foutre…

Bernard Ponstain surgit dans le parking et ajouta d'une voix forte et empreinte de colère :

— Parce que tu vas changer de groupe. Si. T'en as très envie et tu vas demander ta mutation, aujourd'hui même. Je crois que t'as l'ancienneté pour passer capitaine. Et attention, pas de prime, sinon je crache tout à Filipo.

— T'es à la botte de ce grand con. T'as toujours été à ses pieds, lança Mauroy en me désignant du menton.

— Clivel n'y est pour rien. T'as pas compris. Tu vas changer de service parce que c'est moi qui le veux. T'es qu'une petite merde, Mauroy. Et tu sais quoi, je vais demander à Filipo que Yoann devienne mon adjoint.

J'en fus le premier surpris. Il ne m'avait pas averti.

Mauroy fila sans un mot. Ponstain me souriait.

— Et peut-être qu'en étant adjoint, tu me mettras un peu plus dans tes combines…, ajouta-t-il en me tapant sur l'épaule.

Nous avions mené cette expérience incroyable avec Sam et ça avait marché. Le principe du « témoin officieux » présent dans nos locaux pour nous assister de midi à quinze heures fonctionnait et nous avions décidé de recommencer en cas de besoin. Il allait nous assister pour trouver l'identité de suspects quand nos documents – vidéos, photos – seraient trop flous pour être pris en charge par le système informatique. Et peut-être qu'un jour la police l'intégrerait ? Donner un métier à un jeune en qui personne ne croyait à cause de son handicap était mon rêve le plus cher. La police serait-elle prête à ça un jour ?

Peu de temps après, nous avons sollicité le jeune homme pendant deux semaines pour qu'il nous aide sur des affaires de vol en cours. Durant ces quinze jours, dès que Filipo ouvrait la porte de son bureau du huitième étage, Jean-Luc s'échappait et dévalait les escaliers pour se coucher aux pieds de Sam. Le commissaire avait fini par se lasser de courir après son berger australien et l'avait finalement confié au gamin, dont le regard s'éclairait désormais d'une intense lueur. Je me suis rendu compte que les animaux sont les seuls êtres vivants que le fils Josselain regarde les yeux dans les yeux. Il est probable qu'il n'y voit que de la douceur et de la fidélité, et qu'il ne peut supporter ce que son ultra-perception des détails lui montre des pensées des hommes.

Christian s'est porté volontaire pour accueillir Sam dans son bureau et ils ont mis en place des conventions très originales afin d'apprendre à communiquer ensemble. Quiconque critique son protégé ou tente de lui parler sans y mettre les formes se prend une avalanche d'injures. J'étais vraiment heureux que notre équipe s'étoffe d'une personnalité aussi riche. Nul doute que Sam sera le miroir grossissant de nos émotions.

Valentin Amerti avait fait exploser au grand jour ses douloureux souvenirs liés à son oncle. Ne voulant pas affronter le regard de ses collègues, il avait souhaité démissionner. Son supérieur l'avait incité à prendre une disponibilité et à y réfléchir calmement. Un soir, il était monté dans les étages et m'avait proposé de prendre un verre à l'Isileko. Il m'apprit qu'il avait également quitté sa femme, Véronique.

— Ne fais pas cette connerie, vous avez un enfant d'un an.

— Il faut que je me reconstruise et je dois le faire seul. Je reviendrai peut-être vers elle, plus tard.

Je me souvins des confidences de sa femme, mon ex, mon premier grand amour, l'autre jour au téléphone. Où en était-elle ? Peut-être que cette rupture était nécessaire pour qu'elle comprenne combien elle tenait à Valentin. Je n'avais pas fait d'autres commentaires.

Moi aussi je vivais seul et il ne se passait pas un jour sans que je ne pense à Nathan et à Alisha. J'avais appelé la jeune femme sur son fixe pour éviter d'essuyer un refus lorsqu'elle verrait mon numéro s'afficher sur son portable. Son fils avait répondu en éclatant de rire. Je le soupçonnais d'avoir, une fois de plus, deviné que c'était moi. Avant que je dise un mot, il avait pris la parole.

— La reine des abeilles vit quatre ans alors que les ouvrières juste quelques mois. Et pourtant, au départ, la reine c'est une abeille comme les autres. Et tu sais pourquoi elle vit beaucoup plus ? Parce qu'elle mange de la gelée royale.

— C'est super, Nathan, tu me passes ta mère, s'il te plaît ?

— C'est ce qu'on met tout à l'intérieur de nous qui nous empêche de mourir.

Je restai sans voix. Il continua.

— Des fois, faut le temps de réparer.

Et il raccrocha.

Le message était clair. D'où venait-il ? Quel guide le lui avait soufflé à l'oreille ? Je ne me posais plus la question.

Il me semblait que chaque jour qui passait m'éloignait de la jeune femme. Alisha devait s'imaginer que je me fichais d'elle. Revenir vers elle, ce n'était pas seulement faire la paix, c'était lui avouer que je l'avais trompée. On ne pouvait poursuivre notre relation en restant dans le mensonge. Comment allait-elle réagir ? Me laisserait-elle l'occasion de lui expliquer que mon attitude reposait en partie sur un héritage douloureux ? J'avais dû creuser loin pour connaître la vérité. Mon père, mort trop tôt, n'avait pu affronter ses démons. J'avais ainsi reçu le fardeau des blessures de ma mère et des regrets de mon père. Il me fallait résoudre leurs erreurs, leur pardonner, pour pouvoir avancer sur mes propres échecs.

Un soir, j'avais rejoint Maria, ma mère, et nous avions parlé. Un de ces moments de grâce que je n'oublierai jamais parce que chaque situation fut abordée sans aigreur ni ressentiment. Elle m'apprit que mon père Gregor avait lui aussi souffert des infidélités de son père. La vie était-elle un cycle sans fin ? Devions-nous porter le poids des fautes de nos ancêtres à l'infini ? Comme Valentin qui s'éloignait de sa famille pour se reconstruire et Mélanie Bural partie au Burkina Faso pour réparer les horreurs commises par son père, je me positionnais face à mon passé pour ne plus vivre les mêmes drames. Tous les trois, chacun à notre manière, nous avions coupé les racines du sang. J'avais analysé et compris l'attitude de mon père, il était temps de lui pardonner. Concernant ma mère, c'était fait, depuis longtemps déjà.

La nuit qui suivit ces états d'âme, je fis un rêve curieux. Mon père, bien que mort, se trouvait devant moi. Il semblait aussi réel que la maison de mon enfance dans laquelle nous évoluions tous les deux lorsque j'avais dix ans. Il avançait avec une douceur dans le regard que je ne lui connaissais pas. Il posa sa main sur mon épaule avant de me serrer dans ses bras. « Je t'aime », me souffla-t-il à l'oreille, et je me mis à sangloter comme un gamin. Des mots qu'il n'avait jamais prononcés de son vivant. « Je te demande pardon. Pardon de t'avoir ignoré, de t'avoir blessé, de t'avoir empêché de construire une vie amoureuse normale en te donnant si peu d'amour. » Je lui répondis que je lui pardonnais et, instantanément, il disparut, remplacé par une femme. Toujours la même. Seuls ses cheveux noirs habituellement coiffés en une tresse de côté reposaient détachés sur ses épaules. Elle souriait sans rien dire et tendit la main dans une direction, me montrant un petit garçon qui ressemblait trait pour trait à Nathan. Cet enfant de sept ans aux capacités étranges était devant moi. Il me tournait le dos et avançait droit devant. Comme une sorte de guide, il donnait l'impulsion à coups de phrases énigmatiques. Il soufflait le mystère et énonçait la vérité toute crue comme s'impose une pluie de mars. Après lui, la terre brillait différemment, les odeurs changeaient, la nature renaissait et le soleil daignait enfin se réveiller pour tenter d'illuminer la route. J'avais hâte de le retrouver.

REMERCIEMENTS

Merci à Édouard Servan-Schreiber, mathématicien et expert en analyses téléphoniques, qui m'a permis de comprendre combien notre vie est « transparente » à cause de nos modes de communication modernes. Il m'a expliqué comment ce décryptage est utilisé au quotidien par Interpol pour suivre les organisations criminelles.

Merci à Dominique Girard, qui travaille à la direction des ressources humaines des magasins Carrefour, de m'avoir relaté cette expérience incroyable autant que généreuse : une demande en mariage dans les rayons d'un centre commercial de cette enseigne. Merci aussi à mon amie Marie-Laure Bellon de m'avoir suggéré de raconter cette petite aventure dans mon roman.

Le livre *Ebola : les origines*, paru en octobre 2014 aux Presses de la Cité, m'a été très utile pour comprendre l'émergence de ce virus. Ce livre ultra-documenté écrit par Richard Preston se lit comme un roman policier et je le recommande chaudement.

Je remercie ceux qui m'ont permis de parcourir le merveilleux « Pays des hommes intègres », le Burkina Faso, où j'ai voyagé le temps de découvrir cultures, dialectes et visions de la vie.

Un immense merci à mes grandes amies, Marie-Pierre Dillenseger, maître de feng-shui, pour ses conseils dont je ne saurais me passer, Agnès Delevingne pour ses encouragements incessants et son enthousiasme sans faille qui m'a poussée à écrire jour et nuit pour finir mes chapitres au plus vite, et Florence Hubert, qui m'a permis de bénéficier des conseils de son guide.

Merci à mon grand ami Laurent Laclau-Lacrouts, major exceptionnel à la police judiciaire, pour sa relecture technique. Ses conseils sont toujours d'une grande pertinence tant sur le plan policier qu'au niveau des ressorts dramatiques. Il a un talent fou et mériterait d'intégrer une grande maison d'édition.

Merci à tous les lecteurs et auteurs de blog qui me contactent via Internet et les réseaux sociaux. Vous montrez par vos remarques que vous percevez dans mes romans, au-delà de l'histoire à suspense, les messages parfois très intimes qui me sont chers. Grâce à vous, je me sens utile.

Merci à Gwenaëlle Denoyers et Carol Menville qui ont corrigé ce manuscrit avec un incroyable talent et un respect extraordinaire, débusquant quelques invraisemblances et oublis, et dont les suggestions ont été judicieuses.

Je remercie Marc de Smedt pour son soutien sans borne au sein des éditions Albin Michel, ainsi que Francis Esménard, que j'apprécie infiniment pour sa bienveillance et ses intuitions. C'est bon d'avoir un grand patron d'édition à ses côtés.

Merci enfin à l'homme de ma vie, Stéphane, qui me voit toujours plus belle et plus grande que je ne suis en réalité. Un atout pour écrire en toute sérénité.

Et comme chaque jour, merci à A. L. pour l'éternité.

Pour suivre les actualités de Natacha Calestrémé :
Son site : www.natachacalestreme.fr
Instagram : natachacalestreme
Facebook : Natacha Calestrémé
YouTube : YouTube chaîne Natacha Calestrémé

Natacha Calestrémé
au Livre de Poche

Le Testament des abeilles
(2015 et 2022, nouvelle édition enrichie) n° 33865

Thème : Observer notre environnement autrement.

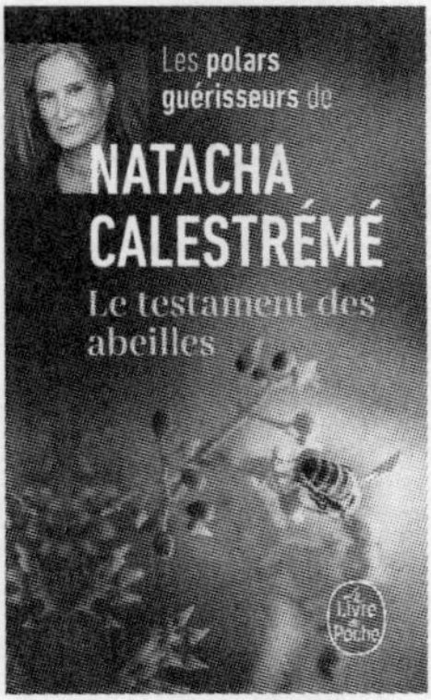

Des familles meurent brutalement, comme frappées par un mal invisible. Aucun lien entre ces drames en dehors d'un symbole trouvé à proximité de ces affaires. Ce roman est une ode à la nature, aux forces telluriques, à son impact sur notre vie de tous les jours jusqu'au cœur de notre habitat... C'est la première enquête de Yoann Clivel.

Deux protocoles sont glissés au cœur de l'intrigue, celui pour entrer en contact avec l'âme du lieu et celui pour purifier le lieu de vie.

Le Voile des apparences
(2022, nouvelle édition enrichie) n° 36435

Thème : Considérer la vie après la mort et l'autisme autrement.

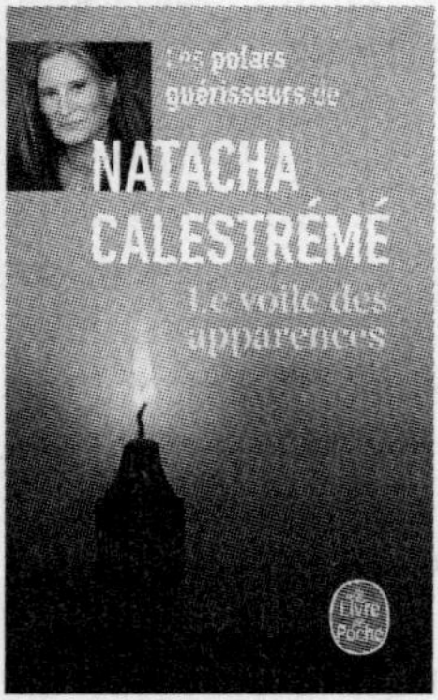

Une vieille dame prend son petit déjeuner puis décède, apparemment d'une mort naturelle. Ailleurs, un jeune homme atteint d'autisme semble recevoir les messages de cette défunte qui prétend avoir été assassinée. Que se passe-t-il après la mort ? Existe-t-il un moyen de relever la tête et de se relier à notre défunt ? C'est la deuxième enquête de Yoann Clivel.

Deux protocoles sont glissés au cœur de l'intrigue, celui pour sentir en soi l'âme du disparu et celui pour reprendre goût à la vie.

Les Blessures du silence
(2019 et 2022, nouvelle édition enrichie) n° 35586

Thème : Comprendre la manipulation, l'emprise, le harcèlement.

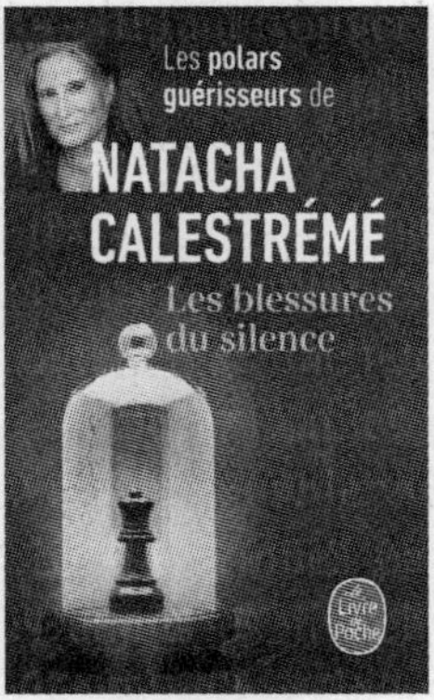

Une femme a disparu. Meurtre, suicide ou fuite auprès d'un amant ? Chacun a sa version des faits. Et si tous se trompaient ? Pourquoi les victimes de violences ne partent pas, pourquoi celles qui sont parties… reviennent parfois et pourquoi a-t-on tendance à retomber sur d'autres personnes toxiques ? C'est la quatrième enquête de Yoann Clivel.

Deux protocoles sont glissés au cœur de l'intrigue, celui pour récupérer l'énergie que l'on a perdue après une épreuve, et celle que l'on nous a prise lorsqu'on a été déstabilisé.